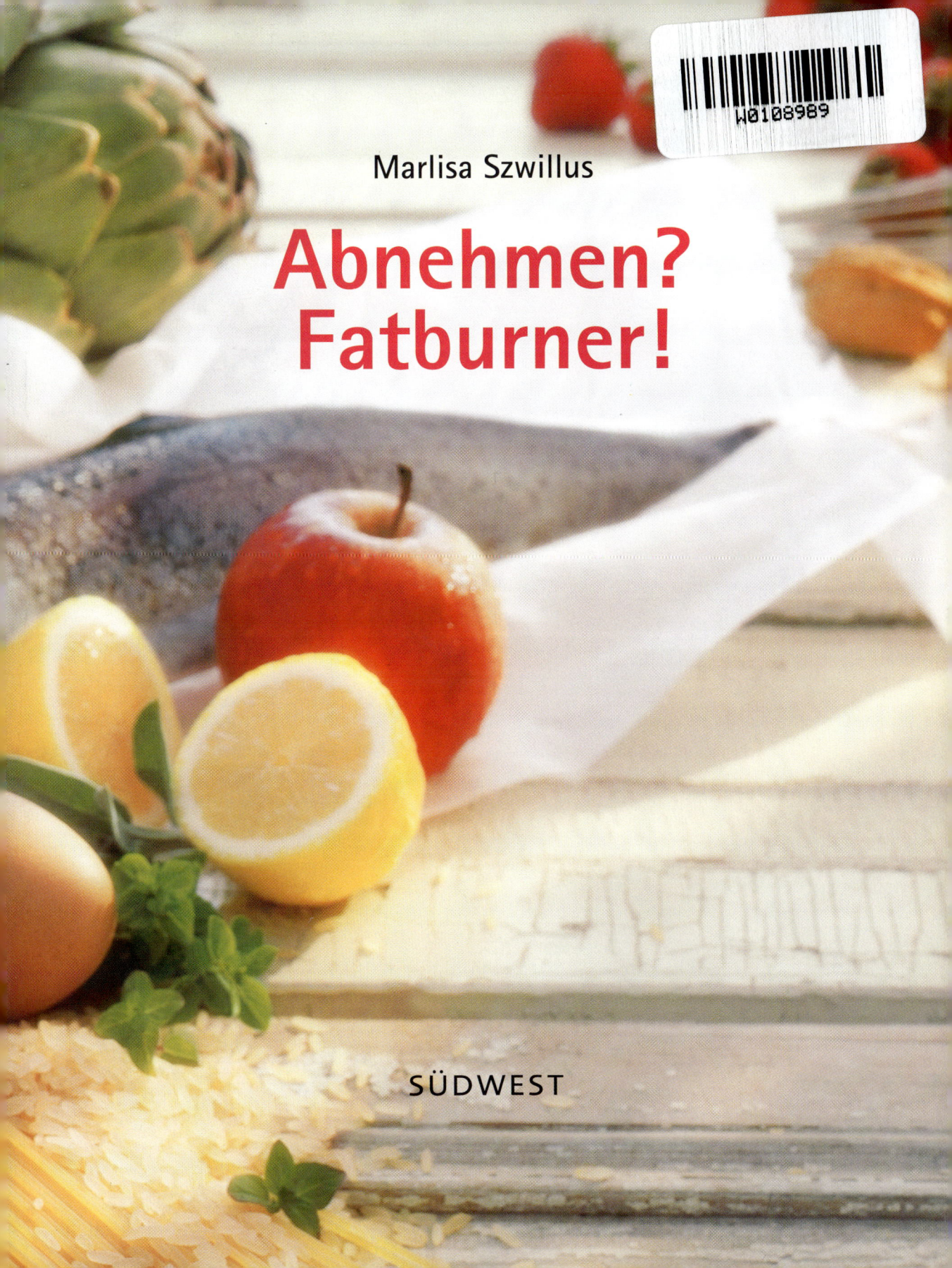

Marlisa Szwillus

Abnehmen?
Fatburner!

SÜDWEST

Inhalt

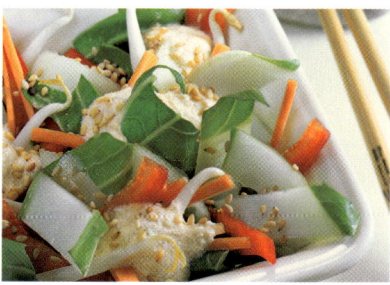

Für den Hunger zwischendurch: gratinierte Tomatenbrote.

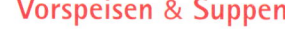

Exotischer Genuss für die Linie: Asiasalat.

Schmeckt auch unter-wegs: saftiger Gemüse-Quark-Kuchen.

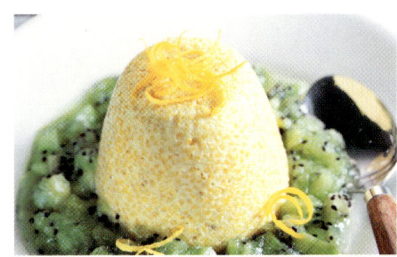

Hauptgerichte

Süßes

Viel Ge-schmack mit wenig Fett: Rot-barsch auf Ingwer-Wirsing.

So macht Abnehmen Spaß: Hirseflan mit Kiwi-Rum-Sauce.

Gesundes Wunschgewicht

Gehören Sie auch zu denjenigen, die unzufrieden mit ihrem Gewicht sind?

Damit sind Sie nicht allein: Jeder Zweite in der Bundesrepublik möchte abnehmen, und nach Meinung von Medizinern und Ernährungsexperten sind etwa 40 Prozent der Bevölkerung übergewichtig, jeder Sechste ist sogar adipös, also krankhaft fettleibig – mit steigender Tendenz.

Ursachen des Übergewichts

Zwei Faktoren spielen hier eine Rolle: die Veranlagung und der Lebensstil, was Ernährung und Bewegung angeht. Die Vererbung von »Fettgenen« legt fest, ob jemand ein guter oder ein schlechter Futterverwerter ist. Schlechte Futterverwerter haben einen höchst aktiven Stoffwechsel und setzen viel Energie um. Die guten Futterverwerter dagegen sind mit einem sparsamen Stoffwechsel ausgestattet, der immer wieder versucht, Energiedepots für eventuelle Notzeiten zu bilden. Wer die ungeliebten Gene mitbekommen hat, muss aber deshalb noch lange nicht dick werden. Denn er hat ja nicht das Übergewicht an sich, sondern nur die Veranlagung dazu geerbt. Und das steht fest: Man nimmt nicht zu, weil man zu viel isst, sondern weil man das Falsche isst, das dann zu viel Energie in Form von Fett speichert.

Kalorienzählen ist out!

Nach jahrzehntelangen Versuchen mit kalorienreduzierten Diäten weiß heute jeder, dass man damit Gewichtsproblemen nicht beikommen kann. Komplexe Stoffwechselvorgänge wurden dabei nicht genügend beachtet. Viele Diätwillige verloren durch den schier immerwährenden Verzicht fast die Freude am Essen. Dabei trägt bewusstes Genießen ganz wesentlich zur Lebensfreude, zur Gesundheit und zur schlanken Figur bei.

Für viele ist der Umgang mit Nährwerttabellen zur Qual geworden.

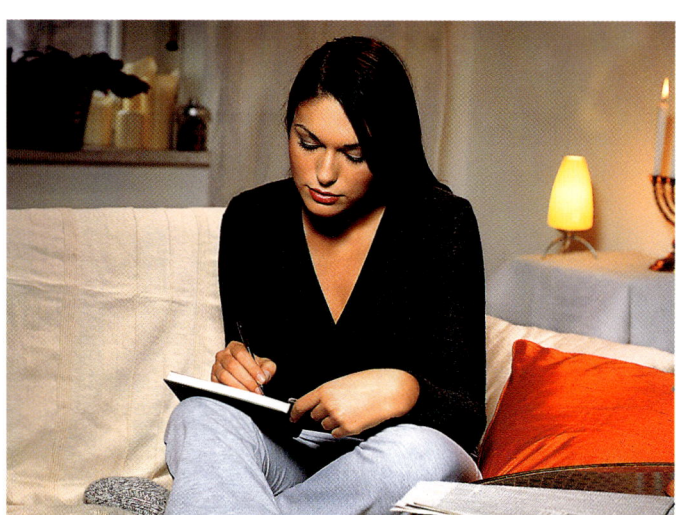

Diäten machen dick!

Wer zum x-ten Mal eine Crashdiät gemacht hat, der weiß von der Erfolglosigkeit und vom Frust solcher Aktionen. Meist dauerte es nur wenige Wochen, und Sie hatten mehr Kilos auf der Waage als vor der Blitzdiät. Das Abnehmen wird von Mal zu Mal schwieriger und das Zunehmen leichter.

Wie entsteht Übergewicht?

Der entscheidende Grund für Übergewicht ist in den meisten Fällen eine zu fette Ernährung, oft gekoppelt mit zu wenig und/oder den falschen Kohlenhydraten. Fett ist für unseren Körper ein konzentrierter Energielieferant. Jedes Gramm, das nicht sofort in Energie umgesetzt wird, wandert nonstop in die diversen Fettdepots an Bauch, Hüften, Oberschenkeln und Po.

Warum essen wir zu viel Fett?

Zum einen haben wir es nicht gelernt, gezielt mit Fett umzugehen, zum anderen haben wir längst den Überblick verloren, in welchen Lebensmitteln sich wie viel Fett versteckt. Außerdem steigt der Anteil an Fertigprodukten und Fastfood stetig an. Uns schmeckt Fetthaltiges, weil es Aromen transportiert, die sich sonst auf unserer Zunge nicht so entfalten würden. Und da Fett nur wenig sättigt, essen wir einfach zu viel davon. Das schadet nicht nur der Linie, sondern beeinträchtigt den Stoffwechsel und das gesamte Herz-Kreislauf-System.

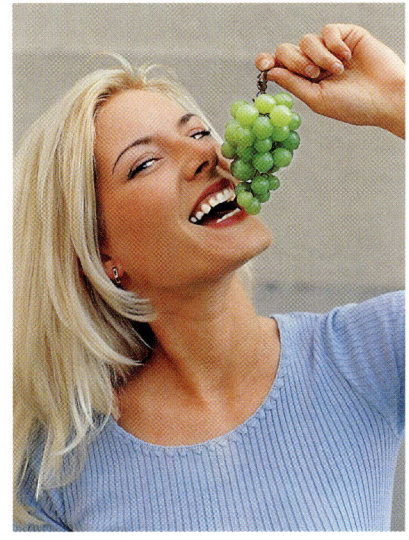

BMI – die Gewichtsformel

Der moderne Bodymass-Index (BMI) sagt etwas über Ihr Gewicht aus, und er ersetzt die veraltete Broca-Formel. Mit dem BMI können sie Ihr Normalgewicht errechnen sowie Unter- oder Übergewicht feststellen.

So berechnen Sie Ihren BMI: Das Körpergewicht in Kilogramm geteilt durch die Körpergröße in Metern zum Quadrat.

Ein Beispiel:

$$\frac{60 \text{ kg}}{1,65 \text{ m} \times 1,65 \text{ m}} = 22$$

Das bedeuten die Werte:
BMI unter 20: Untergewicht
BMI 20 bis 24: Normalgewicht
BMI 25 bis 30: leichtes Übergewicht
BMI über 30: starkes Übergewicht
BMI über 40: extremes Übergewicht

Vergessen Sie Schlankheitsdiäten. Wählen Sie stattdessen die richtigen Lebensmittel aus, und essen Sie verstärkt gesunde Fatburner. Essen Sie sich satt, um abzunehmen!

Die wöchentliche Kontrolle des Körpergewichts ist völlig ausreichend.

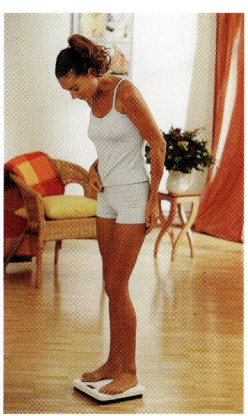

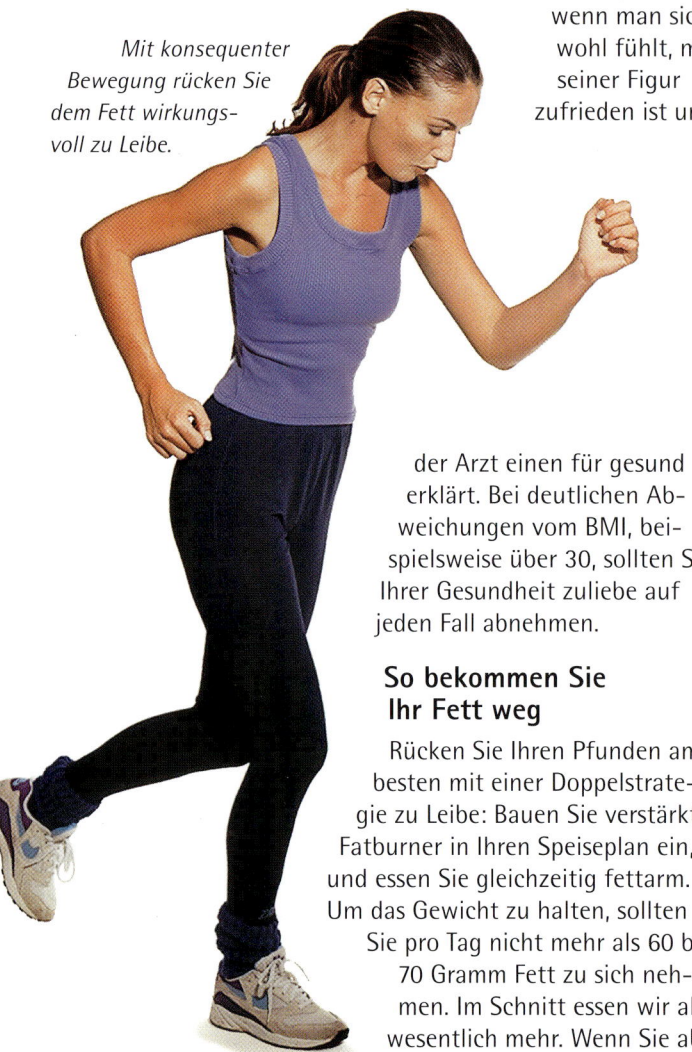

Mit konsequenter Bewegung rücken Sie dem Fett wirkungsvoll zu Leibe.

Diese Richtwerte gelten für Erwachsene: Für Frauen ist ein BMI zwischen 20 und 24 ideal, für Männer zwischen 20 und 25. Ältere Menschen dürfen etwas mehr wiegen als jüngere. Bei leichtem Übergewicht ist Abnehmen nicht unbedingt nötig, wenn man sich wohl fühlt, mit seiner Figur zufrieden ist und der Arzt einen für gesund erklärt. Bei deutlichen Abweichungen vom BMI, beispielsweise über 30, sollten Sie Ihrer Gesundheit zuliebe auf jeden Fall abnehmen.

So bekommen Sie Ihr Fett weg

Rücken Sie Ihren Pfunden am besten mit einer Doppelstrategie zu Leibe: Bauen Sie verstärkt Fatburner in Ihren Speiseplan ein, und essen Sie gleichzeitig fettarm. Um das Gewicht zu halten, sollten Sie pro Tag nicht mehr als 60 bis 70 Gramm Fett zu sich nehmen. Im Schnitt essen wir alle wesentlich mehr. Wenn Sie abnehmen wollen, sollte bei maximal 50 Gramm Fett Schluss sein. Achten Sie dabei auf gute Fette und auf reichlich frisches Obst und Gemüse. Dass eine leichte Küche mit wenig Fett nicht Verzicht, sondern Lust- und Genussgewinn bedeutet, zeigen die Rezepte dieses Buchs.

So wirken Fatburner

Fatburner, also Fettverbrenner, sind natürliche Substanzen, die für eine optimale Fettverwertung sorgen. Dazu gehören bestimmte Nähr- und Vitalstoffe in Lebensmitteln, einige körpereigene Hormone sowie sportliche Bewegung.
Fatburner wirken auf zwei Weisen:
► Sie wandeln Fett umgehend in Energie um, bevor es sich in den Fettdepots breit machen kann.
► Sie fördern die Substanzen, die die Fettdepots öffnen und zur Verbrennung freisetzen können.
Mit diesem Doppeleffekt kurbeln Fatburner den Stoffwechsel an und lassen die Fettpölsterchen schmelzen. So nehmen Sie ohne Diät, ohne lästiges Kalorienzählen und ohne Hungern ab. Allerdings dauert es seine Zeit, bis der Körper an seine Fettdepots geht. Das hat auch einen Vorteil: Wer langsamer und gesünder abspeckt, kann sein Wunschgewicht später auch besser halten.

Wichtig Verwechseln Sie die natürlichen Fatburner nicht mit den synthetischen Fatblockern in einigen Medikamenten, die im Gehirn den Appetit blockieren oder die Fettaufnahme aus dem Darm hemmen.

Das Grundprinzip des Stoffwechsels

Das passiert – vereinfacht gesagt – im Körper, wenn Sie etwas essen: Die Hauptnährstoffe der Lebensmittel werden durch Verdauungsenzyme in ihre kleinsten Bestandteile zerlegt. Kohlenhydrate werden in Zuckermoleküle, die Glukose, Eiweiß in Aminosäuren und Fett in Fettsäuren aufgespalten. Diese Moleküle gelangen mit Vitaminen, Mineralstoffen, Spurenelementen und anderen Vitalstoffen über den Darm ins Blut und landen schließlich in den 70 Billionen Körperzellen. Dort werden sie als Bausteine für lebensnotwendige Substanzen verwendet oder zu Energie verheizt. Unser gesamter Organismus hängt vom Stoffwechsel ab, er beeinflusst Gesundheit, Vitalität und Wohlbefinden.

Gutes und schlechtes Fett

Die kleinsten Bestandteile der Fette werden nach ihrem biochemischen Aufbau in gesättigte und ungesättigte Fettsäuren unterschieden. Gesättigte Fettsäuren stecken überwiegend in tierischen Lebensmitteln wie Butter, Sahne, Mayonnaise, Fleisch, Wurst, Käse, aber auch in Palm- und Kokosfett. Da der Körper allerdings so gut wie keine Verwendung dafür hat, wandert dieses schlechte Fett gleich in die Depots. Lebensmittel mit gesättigten Fettsäuren sollten Sie daher nur in geringen Mengen genießen. Außerdem: Gesättigte Fettsäuren sind vor allem an der Entstehung von Zivilisationskrankheiten beteiligt. Ungesättigte Fettsäuren dagegen gehören zu den lebenswichtigen Nährstoffen. Da der Körper sie nicht selbst herstellen kann, müssen wir ihn täglich damit versorgen. Die guten ungesättigten Fettsäuren kommen hauptsächlich in Pflanzenölen, Nüssen, Samen, Avocados, Hülsenfrüchten, Getreide sowie in Seefischen wie Lachs, Hering, Makrele und Thunfisch vor.

Schlank & fit mit gutem Fett

Ungesättigte Fettsäuren erfüllen im Organismus viele wichtige Funktionen, beispielsweise als Baustoff für Zellen und Nerven, als Schutz für Organe. Ohne Fett können die Vitamine A, D, E und K nicht verwertet werden, können sich keine Hormone bilden, und ohne das gute Fett kann man nicht abnehmen. Wer schlank werden und gesund bleiben will, muss also dringend den Anteil der gesättigten Fettsäuren in der Nahrung senken und den Anteil der ungesättigten Fettsäuren erhöhen.

► Für die Praxis heißt das: weniger Fleisch, Wurst, Butter, Schmalz, Sahne, Mayonnaise, fetten Käse, fettreiches Gebäck und Süßes essen. Dafür zweimal in der Woche eine Portion Seefisch genießen und hochwertige Pflanzenöle in den Speiseplan einbauen.

Die notwendige Tagesration an gutem Fett von etwa zehn Gramm steckt schon in der kleinen Menge von eineinhalb Esslöffeln hochwertigem Oliven-, Sonnenblumen- oder Rapsöl.

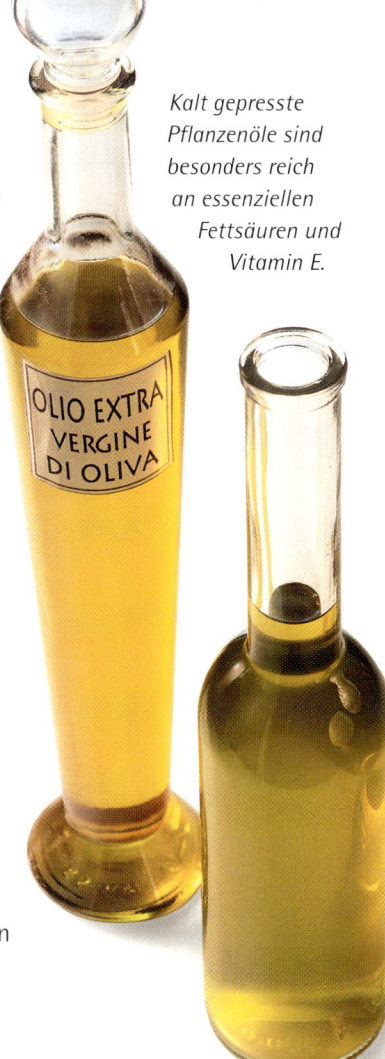

Kalt gepresste Pflanzenöle sind besonders reich an essenziellen Fettsäuren und Vitamin E.

Fatburner Kohlenhydrate

Erhöhen Sie also den Verzehr von guten, und essen Sie möglichst wenig von den schlechten Kohlenhydraten, dann werden Ihre Pfunde nur so dahinschmelzen.

Glukose, die kleinste Einheit der Kohlenhydrate, ist ein wichtiger Treibstoff für den gesamten Organismus – für das Gehirn ist die ständige Versorgung mit Glukose zwingend notwendig. Darum enthält Blut normalerweise etwa 1 Gramm Glukose pro Liter. Isst man nun kohlenhydratreiche Lebensmittel, steigt der Glukosespiegel (auch Blutzuckerspiegel genannt) je nach Art der Kohlenhydrate mehr oder weniger an. Die Bauchspeicheldrüse, die den Blutzuckerspiegel reguliert, schickt das Hormon Insulin ins Blut, um den erhöhten Spiegel zu normalisieren. Die überschüssige Glukose wird in die Vorratsspeicher von Leber oder Muskeln transportiert, wo sie bei Bedarf abgerufen werden kann. Erst wenn diese Speicher voll sind, wird die restliche Glukose in Fett umgewandelt.

Hoher Insulinspiegel macht dick

Verschiedene Studien haben gezeigt, dass die meisten übergewichtigen Menschen permanent mehr Insulin produzieren, als zur Regulierung des Blutzuckerspiegels erforderlich wäre.

Ein chronisch hoher Insulinspiegel löst dabei verhängnisvolle Vorgänge im Fettstoffwechsel aus: Die Fettsäuren und ein Großteil der Glukose werden nicht zu Energie verwertet, sondern gleich in den Fettzellen gespeichert. Die Folge: Das Übergewicht steigt und steigt. Bei Normalgewichtigen konnte man diese Stoffwechselstörung nicht feststellen.

Gute und schlechte Kohlenhydrate

Gute und schlank machende Kohlenhydrate wie in Vollkorngetreide, Vollkornbrot, Naturreis, Kartoffeln, Gemüse, Salat, Hülsenfrüchten und Obst lassen den Blutzuckerspiegel nur wenig ansteigen und können die Insulinausschüttung senken. Zudem liefern diese Kohlenhydrate wichtige Vitamine, Mineralstoffe und Ballaststoffe und sorgen dafür, dass Sie gut drauf sind. Die Ballaststoffe senken zusätzlich den Blutzuckerspiegel. Schlechte Kohlenhydrate wie in weißem Mehl, hellem Brot, Haushaltszucker und allen zuckerhaltigen Lebensmitteln wie Marmelade, Süßigkeiten, Kuchen, Limonade sowie in vielen verarbeiteten Lebensmitteln lassen den Blutzuckerspiegel stark ansteigen.

Viel Eiweiß, wenig Fett – Fisch sollten Sie öfters auf den Tisch bringen und mit guten Kohlenhydraten kombinieren.

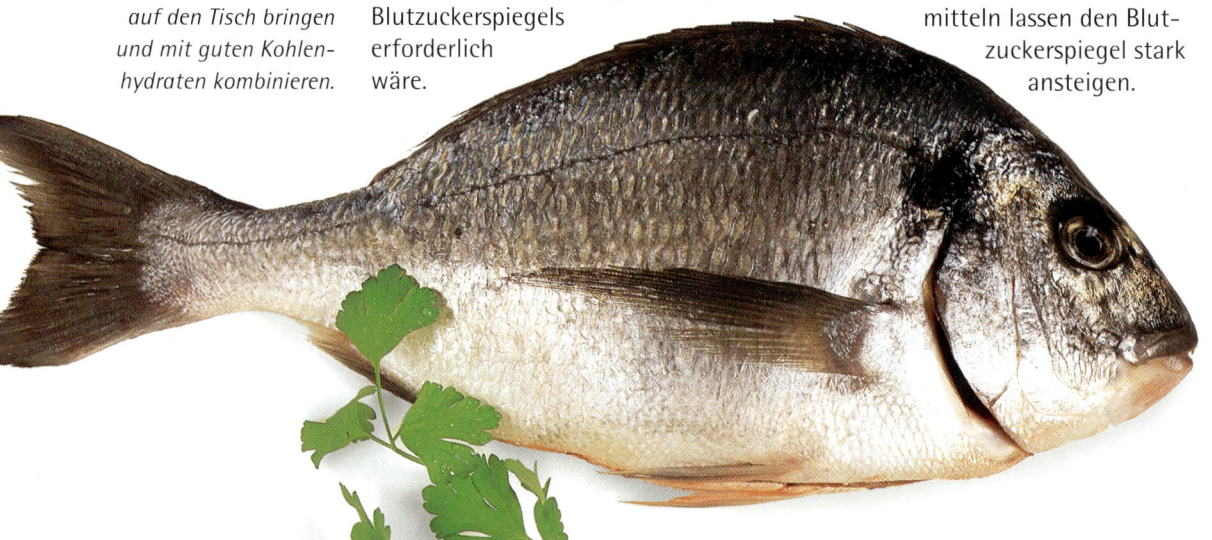

Bloß nicht – Fett und schlechte Kohlenhydrate

Besonders schlimm wirkt es sich aus, wenn Sie tierisches Fett mit schlechten Kohlenhydraten kombinieren, wie beispielsweise bei Schweinebraten mit Spätzle, Nudeln mit sahniger Sauce, Torte mit Cremefüllung – dann wird noch mehr Fett in die Depots eingeschleust und dort festgehalten.

► Wenn schon Fettreiches auf dem Teller, dann mit Beilagen wie Naturreis, Vollkornnudeln, Gemüse, Salat oder Obst essen. Schlechte Kohlenhydrate nur mit fettarmen Lebensmitteln kombinieren.

Fatburner Eiweiß

Aus den kleinsten Eiweißmolekülen sind nicht nur alle Zellen, Organe und Nerven aufgebaut, sondern auch Hormone, Enzyme und Botenstoffe. Acht von den über 20 Aminosäuren kann der Organismus nicht selbst bilden, sie sind essenziell, also lebensnotwendig, und müssen mit der Nahrung aufgenommen werden. Im Durchschnitt ist unser täglicher Eiweißbedarf gedeckt, der Körper kann aber oft die Aminosäuren nicht verwerten, weil nicht genügend Vitalstoffe zur Bildung von Magensaft oder Verdauungsenzymen vorhanden sind.

► Kombinieren Sie Fleisch und Fisch also immer mit einem großen knackigen Salat oder mit viel frischem Gemüse und Milchprodukte mit Gemüse oder Obst. So haben Sie echtes Powerfood auf dem Teller.

Tierisches und pflanzliches Eiweiß

Aminosäuren kommen in tierischen Nahrungsmitteln wie Fleisch, Wurst, Geflügel, Fisch, Meeresfrüchten, Eiern, Käse, Milch und Milchprodukten vor. In pflanzlichen Nahrungsmitteln 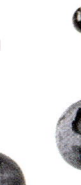 stecken sie vorwiegend in Hülsenfrüchten, Sojaprodukten, Vollkorngetreide, Nüssen und Kohlgemüse. Pflanzliches Eiweiß kann der Körper nicht ganz so gut aufnehmen wie tierisches.

So macht Eiweiß schlank

Um Lebensmittel wie Fisch, Geflügel oder Hülsenfrüchte in körpereigenes Eiweiß umzuwandeln, muss sich der Stoffwechsel zusätzliche Energie aus den Zellen der Fettdepots holen. Damit die Fettzellen aber wirklich irgendwann leer werden, sollten Sie dauerhaft auf fettarme Eiweißlieferanten umsteigen.

► Ernährungsexperten raten zu allen pflanzlichen Eiweißlieferanten sowie zu magerem Geflügel, Fisch, Meeresfrüchten, fettarmen Milchprodukten, fettreduziertem Käse, wenig magerem Fleisch, Geflügelwurst und zu maßvollem Eiergenuss.

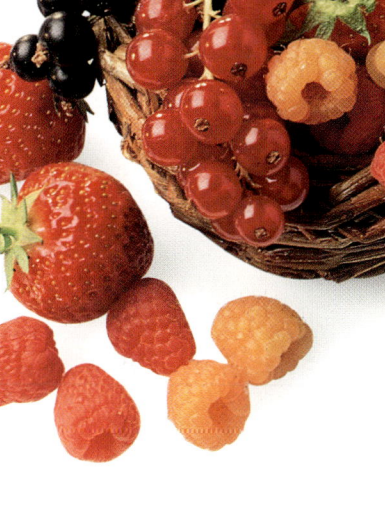

Frische Beeren zu mageren Milchprodukten: Powerfood wie es im Buche steht.

Damit sich die essenziellen Aminosäuren in idealer Form ergänzen können, ist es sinnvoll, möglichst viele unterschiedliche Eiweißquellen zu nutzen.

Der Fatburnereffekt lässt sich durch einen eiweißhaltigen Schlummersnack verstärken. Z. B.: ein Glas fettarme Milch, ein Glas Buttermilch mit Haferflocken, ein Stückchen Fisch oder Fleisch. Dazu unbedingt etwas Vitamin-C-haltiges essen oder trinken.

Erfolgreiche Kombination

Um auf Ihr Wunschgewicht zu kommen, sollten Sie jetzt aber nicht verstärkt eiweißreich essen, weil dann Kohlenhydrate wie auch Vitamine zu kurz kommen. Sie würden überwiegend Wasser verlieren, aber kein Fett. Außerdem wäre eine solche Ernährung eine gesundheitliche Belastung für den Organismus.

► Also essen Sie Eiweiß am besten in Kombination mit kohlenhydratreichen Lebensmitteln wie Salat, Gemüse, Obst, Naturreis, Kartoffeln oder Vollkornprodukten. Und: Bereiten Sie Ihr Essen immer fettarm zu, denn Fett blockiert die Eiweißaufnahme.

Methionin – baut Fett ab

Diese Aminosäure spielt eine entscheidende Rolle beim Fettabbau. Ein Mangel macht träge, dick und schwächt das Immunsystem.

Vitaminreiche Muntermacher: frisch gepresste Fruchtsäfte.

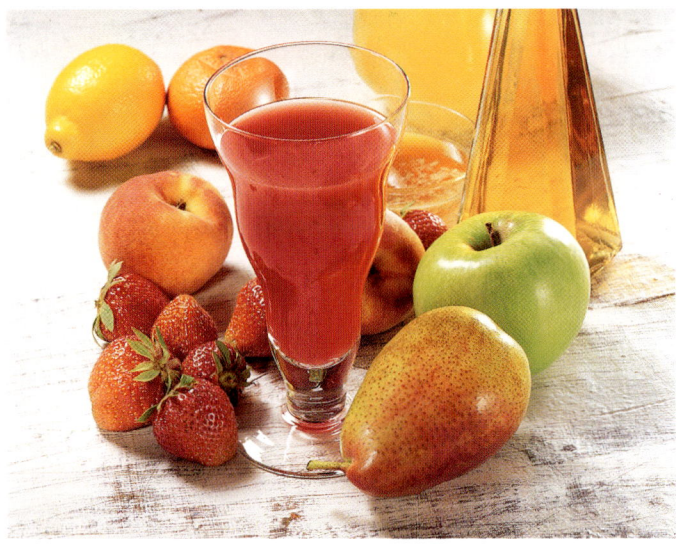

Methionin ist ein Baustein der körpereigenen, fettzehrenden Stresshormone Noradrenalin und Adrenalin. Außerdem hilft die Aminosäure als Bestandteil von Karnitin beim Transport der Fettsäuren.

► Methionin findet sich vor allem in Eigelb, Leber, Fisch, Geflügel, Fleisch, Käse, Joghurt und Linsen.

Taurin – pusht den Stoffwechsel

Taurin ist an der Produktion von Gallensäure beteiligt, die Einfluss auf die Fettverbrennung hat. Die Aminosäure ist zudem im Gehirn daran beteiligt, das fettfressende Wachstumshormon Somatotropin zu aktivieren. Gerade übergewichtigen Frauen fehlt oft Taurin, weil Östrogen die Produktion hemmt.

► Taurin ist enthalten in Krabben, Muscheln, Austern, auch in magerem Fleisch und Leber.

Fatburner Hormone

Wachstumshormon – schlank im Schlaf

Der fleißigste Fettverbrenner ist das Wachstumshormon Somatotropin. Es übernimmt während des Schlafs die Steuerung der Zellregeneration. Die Energie dafür holt es sich aus den Fettdepots, braucht dazu aber Aminosäuren. Somatotropin kann nicht gebildet werden, wenn es an Rohstoffen wie Aminosäuren, Vitamin C und Vitamin B6 fehlt. Je weniger vom Hormon vorhanden ist, desto weniger Fett kann aus den Depots verbrannt werden.

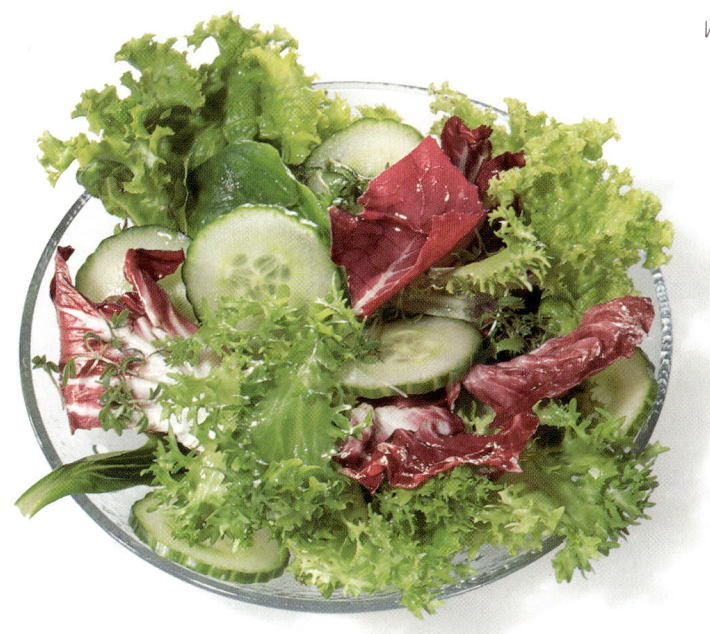

Eine große Portion Kohlenhydrate, Ballaststoffe und Biostoffe gefällig? Steckt alles im Salat!

Schilddrüsenhormone – der Motor

In der Schilddrüse werden Hormone produziert, die maßgeblich die Verbrennungsprozesse im Körper regulieren, das Tempo des Fettabbaus und die Energiegewinnung steuern. Für den Aufbau dieser Hormone braucht die Schilddrüse vor allem den Mineralstoff Jod, Vitamin C und die Aminosäure Tyrosin. Deutschland ist ein Jodmangelgebiet und viele Menschen leiden darunter, denn ihre Schilddrüse kann nicht genügend Hormone bilden. Ein Jodmangel lässt den Stoffwechsel nur noch auf Sparflamme laufen und bremst den Abbau von Fett.
► Um die Funktion der Schilddrüsenhormone zu unterstützen, sollten Sie mindestens zweimal pro Woche Seefische wie Schellfisch, Seelachs und Kabeljau oder Meeresfrüchte wie Muscheln und Garnelen essen und zum Kochen regelmäßig Jodsalz verwenden.

ACTH – der Muntermacher

Morgens übernimmt das Weckhormon mit der Bezeichnung ACTH den Dienst: Es setzt Kortisol frei und aktiviert so alle Zellen. Die Energie dafür wird wieder aus den Fettdepots geholt. Zur Bildung des Hormons ist Eiweiß und Vitamin C nötig.
► Zum eiweißhaltigen Frühstück also z. B. ein Glas Orangensaft trinken oder frisches Obst essen.

Glukagon – braucht viel Energie

Dieses Hormon wird in der Bauchspeicheldrüse gebildet und springt ein, wenn der Blutzuckerspiegel unter einen bestimmten Wert absinkt. Glukagon regt dann die Leber an, den Spiegel wieder aufzufüllen, indem große Mengen Fettsäuren und bei Bedarf auch Aminosäuren aus den Depots zu Glukose umgewandelt werden. Allerdings kann Glukagon nicht wirken, wenn viel Insulin im Blut ist.

Mit einem gezielten Speiseplan können Sie den Einsatz vom Fatburner Glukagon fördern: Essen Sie eiweißreiche Lebensmittel und solche mit guten Kohlenhydraten.

Eine ausreichend hohe Flüssigkeitszufuhr ist das A und O einer ausgewogenen Ernährung.

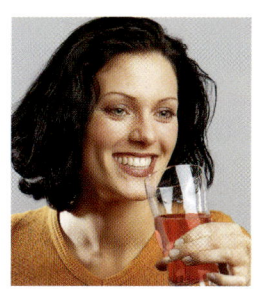

Fatburner Vitalstoffe

Vitamin C – das Allroundtalent

Unter Mitwirkung von Vitamin C werden viele Biostoffe gebildet, u. a. die Hormone Noradrenalin und Adrenalin. In Stresssituationen ziehen sie blitzschnell Fett aus den Depots ab, um daraus Energie zu bilden. Je weniger Vitamin C zur Verfügung steht, desto weniger Wirkung haben die fettschmelzenden Hormone. Ohne Vitamin C kann auch der Fatburner Karnitin nicht produziert werden. Um Ihren Vitamin-C-Spiegel hoch zu halten, sollten Sie viel frisches, rohes Obst und Gemüse essen. Am besten in kleineren Portionen über den Tag verteilt, da der Organismus das Vitamin nicht in großen Mengen speichern kann.

Karnitin – unverzichtbar

In unserem Stoffwechsel wird jede Funktion gesteuert. Karnitin, eine vitaminähnliche Substanz, ist für den reibungslosen Transport der Fettsäuren aus dem Blut zu den Mito-

chondrien (den Brennöfen der Zellen) zuständig. Ohne Karnitin läuft bei der Fettverbrennung gar nichts. Zur Bildung dieses Fatburners werden die Aminosäuren Lysin und Methionin, Vitamin C, Vitamin B6 und Eisen benötigt.

► Als fertige Substanz ist Karnitin aber auch schon in der Nahrung enthalten. In großen Mengen in Hammel- und Lammfleisch. Aber auch mageres Geflügel-, Rind- und Schweinefleisch sowie Schinken, Käse, Milch und Milchprodukte enthalten Karnitin.

Magnesium – doppelt gut

Dieser Mineralstoff erfüllt im Körper eine Fülle von wichtigen Aufgaben. Ganz entscheidend ist er am Eiweiß-, Kohlenhydrat- und Fettstoffwechsel beteiligt. Für die Verbrennung von Fetten werden große Mengen Magnesium benötigt. Außerdem hat es Einfluss auf die Ausschüttung der fettzehrenden Stresshormone.

► Gute Magnesiumquellen sind Hülsenfrüchte, Nüsse, fettarme Milch und Milcherzeugnisse, Tofu und vor allen Dingen Vollkornprodukte. Getreide sowie Backwaren aus weißem Mehl enthalten dagegen nur noch geringe Mengen an Magnesium.

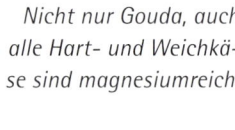

Nicht nur Gouda, auch alle Hart- und Weichkäse sind magnesiumreich.

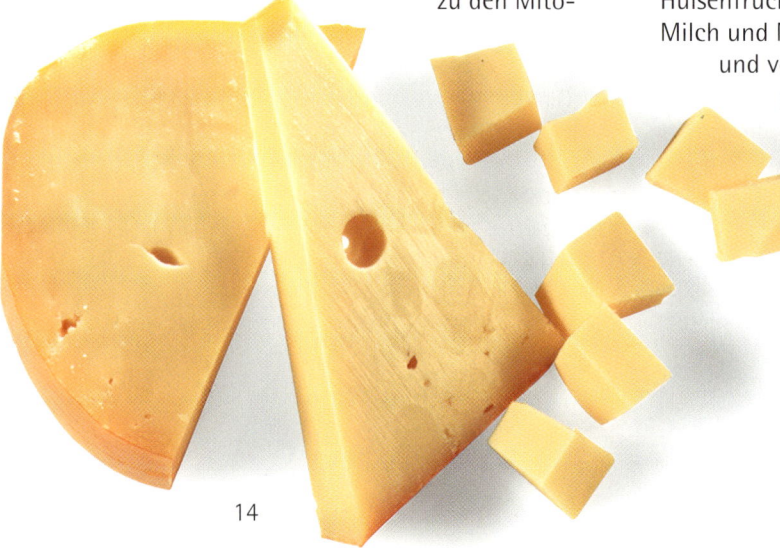

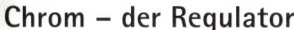

Chrom – der Regulator

Das Spurenelement ist wesentlich an der reibungslosen Verwertung von Kohlenhydraten und Fett beteiligt. Übergewichtige haben meist einen Chrommangel. Wissenschaftler forschen noch, in welchem Ausmaß Chrom an der Regulierung des Blutzuckerspiegels beteiligt ist.

▶ Chrom findet sich vor allem in Hühnereigelb, in Zwiebeln, Austern, Blattgemüse, Vollkornbrot, fettarmem Käse und Nüssen.

Fatburner Bewegung

Unsere Muskeln sind die allerbesten Energie- und damit Fettfresser. Aber sie verkümmern, weil viele Menschen sich hauptsächlich nur noch zwischen Büro, Auto und Fernseher bewegen. Aber ohne regelmäßige Bewegung gelingt auf Dauer keine anhaltende Gewichtsreduktion.

Macht garantiert schlank

Keine Angst, Sie müssen sich nicht übermäßig anstrengen. Optimal funktioniert die Fettverbrennung bei dreimal wöchentlich 30 Minuten Bewegung und einem Pulsschlag von knapp unter 130. Denn nur bei diesem Pulsschlag kommt genügend Sauerstoff in die Zellen, der dort mit dem Fett verbrannt wird und so Energie liefert. Wer sich dagegen beim Sporteln so anstrengt, dass der Pulsschlag höher ist, der verbrennt wertvolle Kohlenhydrate statt Fett. Sportmediziner empfehlen Aus-

dauersport, z. B. Powerwalk (schnelles Gehen), Jogging, Radfahren, Schwimmen, Bergwandern und Tanzen. Regelmäßiges und richtiges Training kurbelt den Stoffwechsel an und vermehrt die Menge der fettabbauenden Substanzen im Körper. Gleichzeitig werden die Muskeln gestrafft.

Heilpflanzensäfte – für die Linie

Eine ideale Ergänzung ist eine Kur mit naturreinen Heilpflanzensäften. Sie beeinflussen die Verdauungsdrüsen, den Zellstoffwechsel und kurbeln damit den gesamten Stoffwechsel und

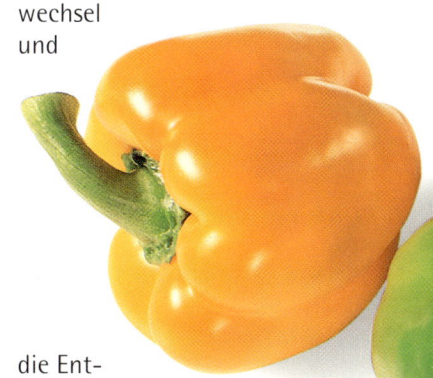

die Entschlackung an.

Und so geht's: Trinken Sie 1 bis 2 Wochen lang morgens und abends je 1 Glas kochsalzfreien Gemüsesaft im Verhältnis 1:1 mit stillem Mineralwasser verdünnt. Diesen Gemüsesaft mit Heilpflanzensäften (aus Apotheke oder Reformhaus) mischen. Und zwar pro Glas 1 Esslöffel Artischocken-, 2 Esslöffel Brennnessel- und 2 Esslöffel Löwenzahnsaft nehmen.

Suchen Sie sich Bewegungs- oder Sportarten aus, die Ihnen Spaß machen, Sie nur mäßig anstrengen und die Sie nach und nach locker eine halbe Stunde durchhalten können.

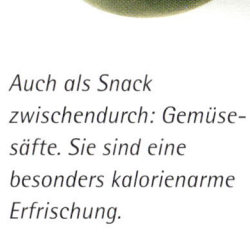

Auch als Snack zwischendurch: Gemüsesäfte. Sie sind eine besonders kalorienarme Erfrischung.

Fatburner im Überblick

In der nachfolgenden Tabelle finden Sie alles Wichtige auf einen Blick: welche Fatburner es gibt, in welchen Lebensmitteln sie vorkommen und in welchen Gerichten im anschließenden Rezepteteil sie zu finden sind.

Fatburner	Vorkommen/Produktion wird gefördert von	z. B. in diesen Gerichten
ungesättigte Fettsäuren	Lachs, Hering, Thunfisch, Makrele, Heilbutt, Rapsöl, Leinöl, Walnussöl, Weizenkeimöl, Olivenöl, Sonnenblumenöl	Fisch-Gemüse-Suppe, Matjestatar auf Apfelscheiben, Bohnen-Thunfisch-Salat, Blattsalate mit Avocado
Kohlenhydrate	Vollkorngetreide, Vollkornbrot, Naturreis, Kartoffeln, Gemüse, Hülsenfrüchte, Blattsalate, Obst	Kirschmüsli, Asiasalat, Kartoffel-Zucchini-Tortilla, Bandnudeln mit Curry-Gemüse, Gemüserisotto
Eiweiß	Fisch, Meeresfrüchte, Geflügel, mageres Fleisch, magere Wurst, Eier, Käse, Milch und Milchprodukte, Hülsenfrüchte, Sojaprodukte, Vollkorngetreide, Nüsse, Kohlgemüse	Rucolarührei, Frischkäseaufstrich, Linsencreme, Muscheln im Weißweinsud, Putenkeulen, Gemüse-Quark-Kuchen, Chili con Tofu, Preiselbeer-Joghurt-Mousse
Methionin	Eigelb, Leber, Fisch, Geflügel, mageres Fleisch, Käse, Joghurt, Linsen	Joghurt-Gemüse-Suppe, Roastbeef mit Gemüseremoulade, Marinierter Harzer, Kalbsleber mit Traubensauce
Taurin	Krabben, Muscheln, Austern, mageres Fleisch, Leber	Reis-Krabben-Salat, Muscheln im Weißweinsud, Süßsaures Hähnchengeschnetzeltes, Kalbsleber mit Traubensauce
Wachstumshormon	eiweißreiche Lebensmittel, Vitamin C, Vitamin B6	Fruchtiges Putenbrustsandwich, Früchte-Mandel-Mix

Fatburner	Vorkommen/Produktion wird gefördert von	z. B. in diesen Gerichten
Schilddrüsenhormone	Jod, eiweißreiche Lebensmittel, gute Kohlenhydrate	Schellfischragout, Rotbarsch auf Ingwer-Wirsing, Erdbeereis, Himbeer-Amaretti-Becher
ACTH	eiweißreiche Lebensmittel, Vitamin C	Zitrusfrüchtemüsli mit Kokos, Brötchen mit Apfel-Sanddornquark, Linsencreme, Beeren-Ingwer-Shake
Glukagon	eiweißreiche Lebensmittel, gute Kohlenhydrate	Früchteteller mit Vanille-Honig-Quark, Schinken-Gurken-Brot, Chicoréesalat mit Räucherlachs, Minestrone
Vitamin C	Schwarze Johannisbeeren, Sanddornsaft, Paprikaschoten, Brokkoli, Fenchel, Kohlrabi, Papaya, frisch gepresster Orangen- und Zitronensaft mit Fruchtfleisch, Kiwis, Tomaten, Zitrusfrüchte	Brötchen mit Apfel-Sanddorn-Quark, Salat mit Papaya und Schafskäse, Asiasalat, Kabeljaukoteletts mit Senfsahne, Gratinierte Zucchiniröllchen, Hirseflan mit Kiwi-Rum-Sauce
Karnitin	Hammel- und Lammfleisch, Geflügel, mageres Rind- und Schweinefleisch, Schinken, Käse, Milch und Milchprodukte	Lammkoteletts mit Gurken-Paprika-Salsa, Irish Stew, Schinken-Gurken-Brot, Marinierter Harzer
Magnesium	Vollkornprodukte, magnesiumreiches Mineralwasser, Hülsenfrüchte, Tofu, Nüsse, fettarme Milch und Milchprodukte	Nusscreme, Linsencreme, Schnelle Minestrone, Misosuppe mit Tofu, Chili con Tofu, Gemüse-Quark-Kuchen
Chrom	Eigelb, Zwiebeln, Austern, Blattgemüse, Vollkornbrot, fettarmer Käse, Nüsse	Rucolarühreier, Irish Stew, Blattspinat mit Sesamsauce, Früchte-Mandel-Mix

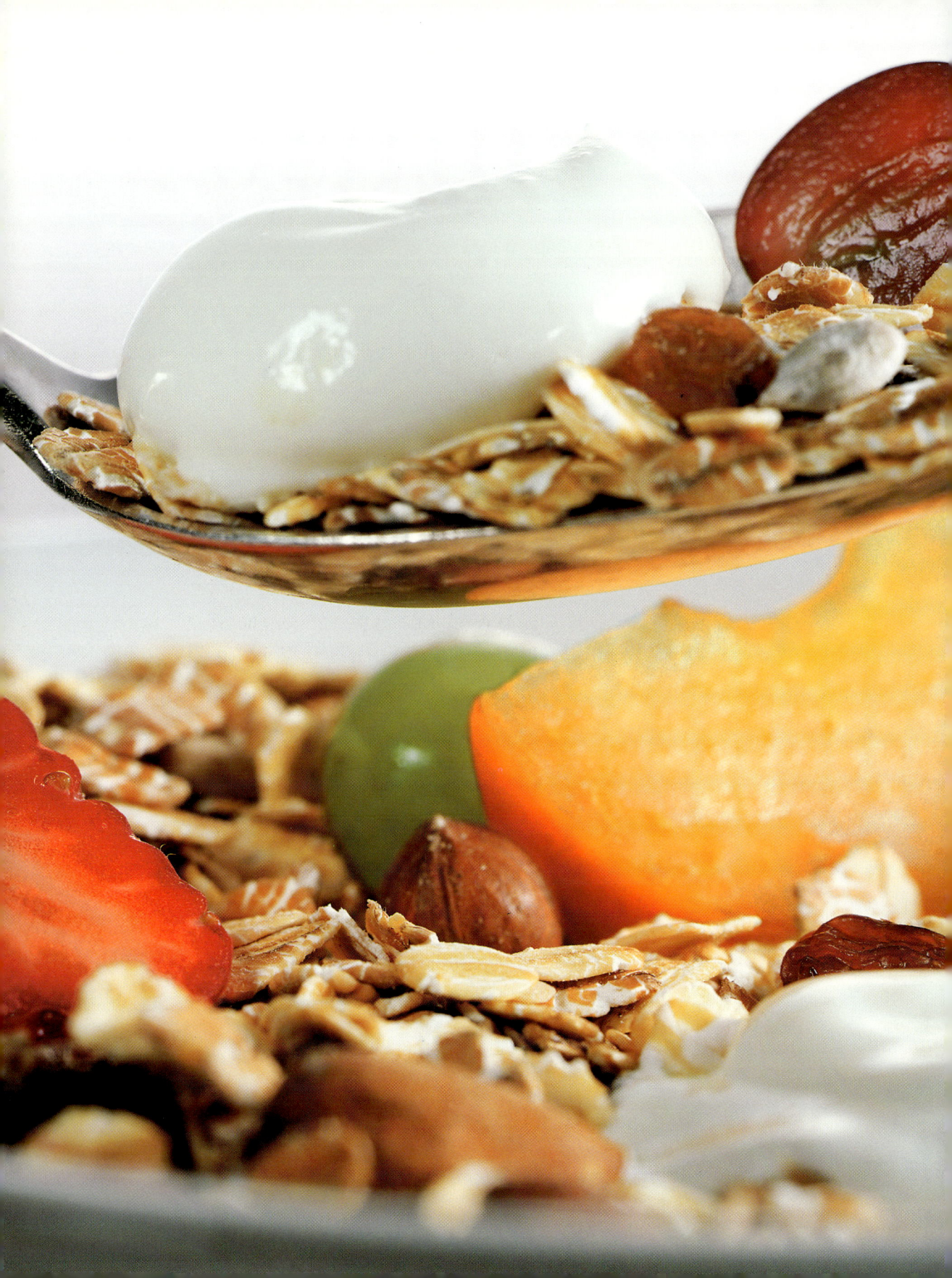

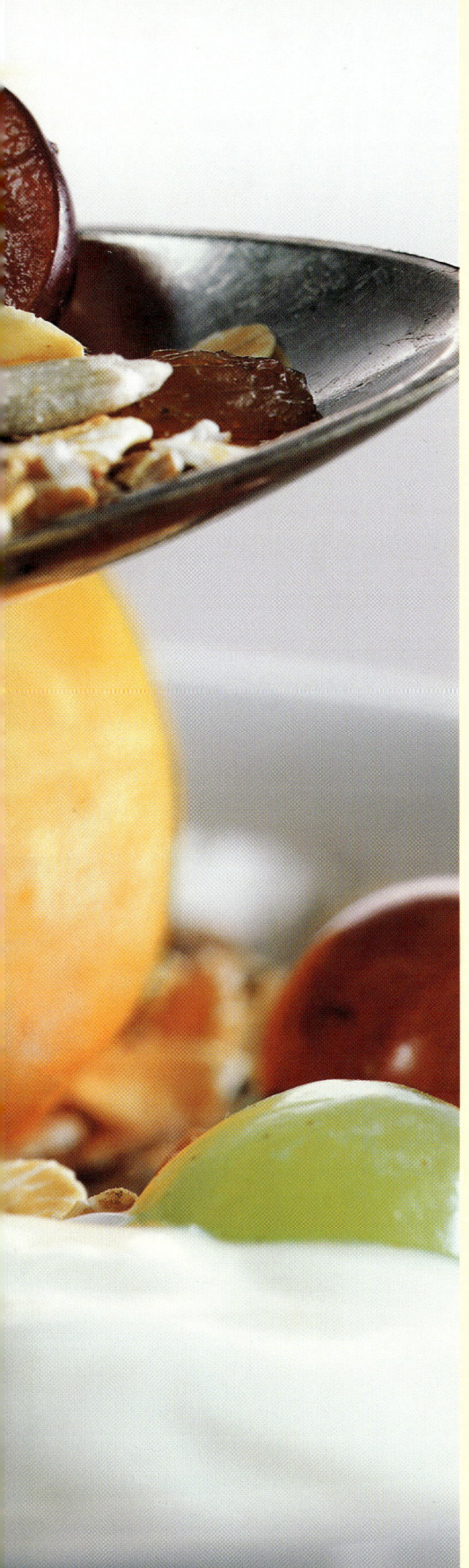

Frühstück

Das gilt für Frühaufsteher wie für Morgenmuffel: Mit Früchteteller, Müsli, Putenbrustsandwich und vegetarischen Brotaufstrichen starten Sie optimal in den Tag. Denn darin sind alle die belebenden Powerstoffe enthalten, die Ihre Lebensgeister wecken, Konzentration und Leistung fördern – und die lange satt machen. Marmeladebrötchen oder herkömmliche Wurstbrote können das nämlich nicht. Tun Sie sich etwas Gutes, nehmen Sie sich Zeit für ein vitalstoffreiches Frühstück.

So kommen Sie an fri-
sches Kokosnussfleisch:
Entweder ein schon
ausgelöstes Stück kau-
fen oder eine ganze
Nuss an den »Augen«
anbohren, die klare
Milch herauslaufen
lassen. Die Nuss mit
einem Küchentuch
umwickeln, mit einem
Hammer aufschlagen
und das Fruchtfleisch
aus der Schale lösen.

Zitrusfrüchtemüsli mit Kokos

Für 4 Portionen

1 rosa Grapefruit
2 Orangen
450 g fettarmer Joghurt
1 EL Honig
1 Messerspitze Zimtpulver
1 Stück frisches Kokosnussfleisch
oder 4 EL getrocknete Kokosraspel

🕐 15 Minuten

1 Die Grapefruit und die Orangen sorgfältig schälen und filetieren, dabei den Saft auffangen.

2 Joghurt mit Honig, Zimt und dem Saft der Früchte verrühren, in tiefe Teller oder Müslischalen verteilen. Grapefruit- und Orangenfilets da-rauf anrichten.

3 Frisches Kokosnussfleisch mit ei-nem Sparschäler in Späne schnei-den. Kokosspäne oder getrocknete Raspel über das Müsli streuen.

Pro Portion: 640/153 kJ/kcal
5 g Eiweiß • 5 g Fett
19 g Kohlenhydrate • 2 g Ballast-stoffe • 6 mg Cholesterin

*Himbeeren werden vor
allem im August ange-
boten. Sie gelten als
aromatischste aller hei-
mischen Obstarten.*

Früchteteller mit Vanille-Honig-Quark

Für 4 Portionen

1 unbehandelte Zitrone
250 g Quarkzubereitung (0,2 % Fett)
1/2 TL gemahlene Vanille
1 EL flüssiger Honig
250 g Himbeeren oder Brombeeren
2 Nektarinen, 2 Kiwis
Zitronenmelisse zum Garnieren

🕐 15 Minuten

1 Die Zitrone waschen, trockenrei-ben und 2 Teelöffel der Schale fein abreiben. Die Fruchthälften aus-pressen.

2 Quarkzubereitung, Zitronenschale, 2 Esslöffel Zitronensaft, Vanille und den Honig im Mixer aufschlagen.

3 Die Beeren verlesen, waschen und trockentupfen. Die Nektarinen waschen, das Fruchtfleisch in Spal-ten vom Stein schneiden. Kiwis schälen, halbieren und in Scheiben schneiden.

4 Die gemischten Früchte auf vier Frühstückstellern anrichten. Darauf je 1 Klecks Vanillequark geben. Mit den gewaschenen Zitronenmelisse-blättchen garnieren.

Pro Portion: 568/135 kJ/kcal
10 g Eiweiß • 0,5 g Fett
20 g Kohlenhydrate • 6 g Ballast-stoffe • 0,5 mg Cholesterin

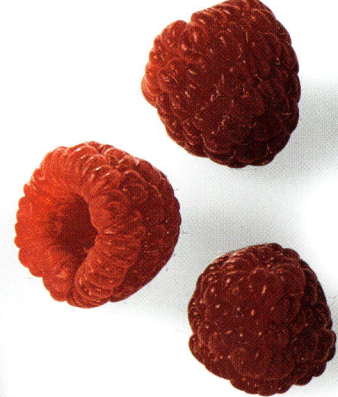

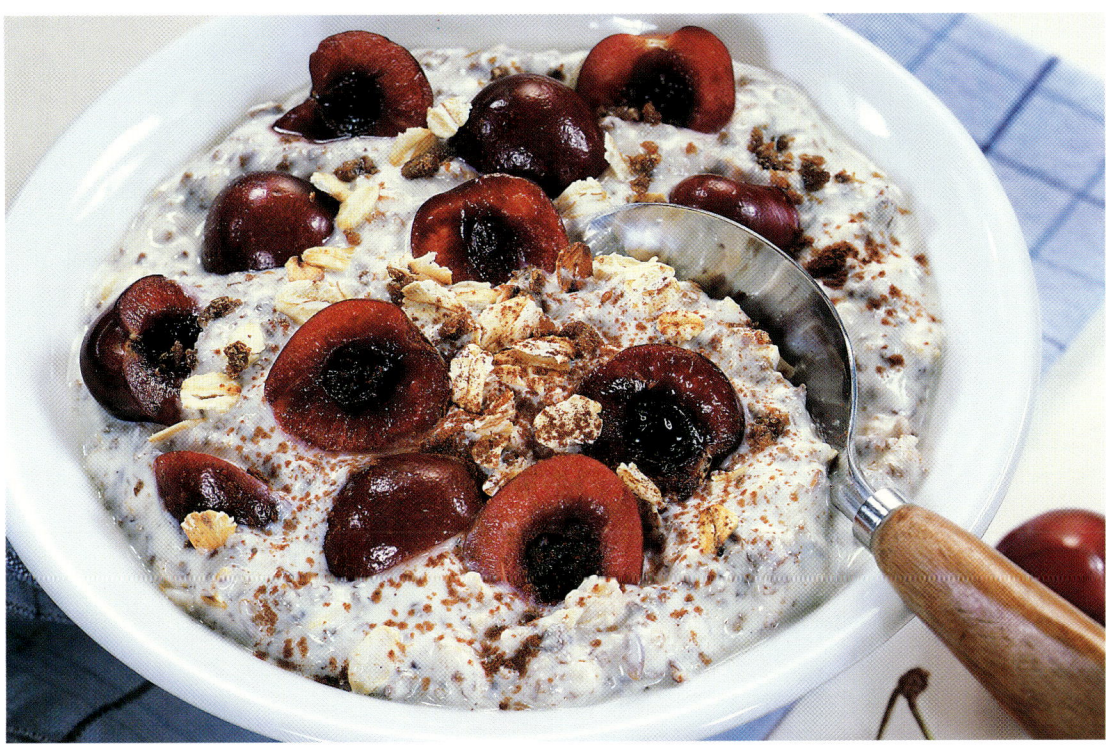

Beliebt bei Kindern

Kirschmüsli

Für 4 Portionen
6 EL Vollkornhaferflocken
400 g Süßkirschen
400 g Dickmilch
2 Messerspitzen gemahlene Vanille
2 Scheiben Pumpernickel
1 TL Kakaopulver

🕐 **20 Minuten**

1 Die Haferflocken in einer beschichteten Pfanne ohne Fett unter Rühren anrösten. Aus der Pfanne nehmen und auf einem Teller abkühlen lassen. Die Kirschen waschen, entstielen und entsteinen.

2 Die Dickmilch mit der Vanille glatt rühren. Die Brotscheiben fein zerkrümeln und mit den gerösteten Haferflocken und den Kirschen unter die Dickmilch heben.

3 Das Kirschmüsli in tiefe Teller verteilen und mit Kakaopulver bestäubt servieren.

Pro Portion: 862/206 kJ/kcal
8 g Eiweiß • 2 g Fett
35 g Kohlenhydrate • 5 g Ballaststoffe • 1 mg Cholesterin

Das Kirschmüsli können Sie guten Gewissens auch mal als Dessert servieren.

Tipp der Köchin

Am besten dunkle Kirschsorten kaufen, sie enthalten mehr Kalium, Eisen und Kieselsäure als helle Früchte.

21

Fitmacher

Früchte-Mandel-Mix

Für 4 Gläser

60 g getrocknete Aprikosen
(6 Stück)

2 EL frisch gemahlene Mandeln

250 ml Orangensaft

500 g Buttermilch

Zimtpulver

🕐 **5 Minuten**

1 Die Aprikosen grob würfeln, mit den Mandeln und dem Orangensaft im Mixer oder mit dem Stabmixer kräftig vermischen.

2 Buttermilch und Zimt hinzufügen, alles zusammen noch 1-mal kurz aufschlagen. Den Früchte-Mandel-Mix in vier Bechergläser verteilen und mit einem Hauch Zimtpulver bestäuben.

Pro Glas: 538/128 kJ/kcal
6 g Eiweiß • 3 g Fett
18 g Kohlenhydrate • 3 g Ballaststoffe • 4 mg Cholesterin

Tipp der Köchin

Im Sommer die getrockneten Aprikosen gegen 3 bis 4 frische Früchte austauschen.

Auch als Snack

Beeren-Ingwer-Shake

Für 4 Gläser

400 g frische Beeren (z. B. Erdbeeren, Himbeeren, Johannisbeeren)

1 haselnussgroßes Stück
frischer Ingwer

1–2 EL Ahornsirup

1–2 EL Zitronensaft

4 EL Weizenkeime

400 g fettarmer Joghurt

Minzeblättchen zum Garnieren

🕐 **10 Minuten**

1 Die Beeren verlesen und falls nötig vorsichtig waschen und trockentupfen. Große Erdbeeren halbieren oder vierteln. Den Ingwer schälen und möglichst fein reiben.

2 Beeren mit Ingwer, Ahornsirup und Zitronensaft, den Weizenkeimen sowie dem Joghurt im Mixer kräftig aufschlagen. In vier Bechergläser füllen und mit gewaschenen Minzeblättchen garnieren.

Pro Glas: 721/173 kJ/kcal
8 g Eiweiß • 3 g Fett
25 g Kohlenhydrate • 4 g Ballaststoffe • 5 mg Cholesterin

Tipp der Köchin

Für diesen Shake können Sie entweder eine Beerensorte oder auch eine Mischung verwenden.

Weizenkeime (aus dem Reformhaus) sind ausgesprochen reich an Vitaminen und Mineralstoffen, insbesondere Vitamin B1, Folsäure, Vitamin E und Magnesium. Weizenkeime können Sie auch gut unters Müsli oder unter Quarkspeisen mischen.

Im Gemüsefach des Kühlschranks bleiben frische Ingwerwurzeln problemlos über längere Zeit frisch.

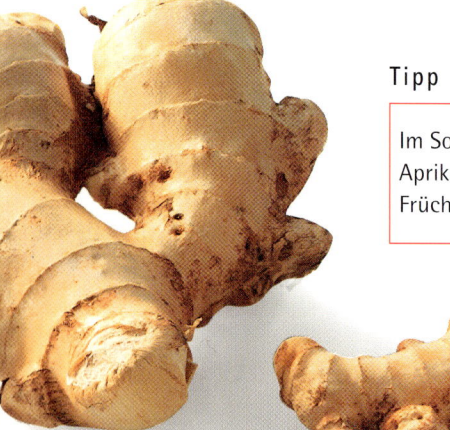

Vegetarischer Brotaufstrich

Linsencreme

Für 4 Portionen

1 Stück Möhre (etwa 50 g)

200 ml Gemüsebrühe

75 g rote Linsen

1/4 TL Thymian

3 Zweige Petersilie

2 EL gemahlene Haselnüsse
oder Mandeln

1–2 EL Magerquark

Jodsalz

Pfeffer

2 TL Zitronensaft

🕐 **35 Minuten**

1 Die Möhre putzen, schälen und in dünne Scheiben schneiden. Die Gemüsebrühe in einem Topf aufkochen lassen. Möhrenscheiben, Linsen und Thymian hinzufügen und zugedeckt bei mittlerer bis schwacher Hitze 15 Minuten kochen lassen.

2 Die Linsenmischung im elektrischen Zerkleinerer oder mit dem Stabmixer fein pürieren und etwas abkühlen lassen. In der Zwischenzeit die Petersilie abbrausen, trockentupfen, die Blättchen abzupfen und sehr fein hacken.

3 Die Haselnüsse oder Mandeln, die gehackte Petersilie und den Quark unter die Linsen mischen. Die Creme mit Salz, Pfeffer und Zitronensaft abschmecken. Bis zum Servieren kühl stellen.

4 Die Linsencreme dick auf Vollkornbrot oder -brötchen streichen.

Pro Portion: 420/100 kJ/kcal
7 g Eiweiß • 2 g Fett
11 g Kohlenhydrate • 3 g Ballaststoffe • 0,12 mg Cholesterin

Tipp der Köchin

Gut zugedeckt und im Kühlschrank aufbewahrt, hält sich die Linsencreme bis zu drei Tage.

Als Snack oder Vorspeise schmeckt die Creme auch gut als Dip, z. B. zu Gemüsesticks (siehe Rezept Seite 34).

Die Schnellen: Rote Linsen sind geschält und gespalten und haben deshalb eine so kurze Garzeit.

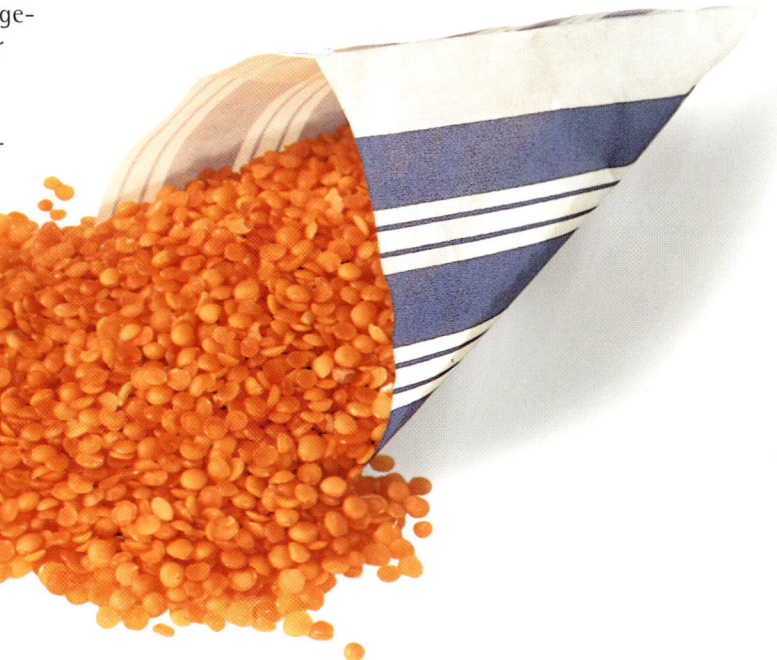

Nusscreme

Für 4 Portionen
1 gehäufter EL Nussmus
(aus dem Glas)
100 g Dickmilch
1–2 EL Ahornsirup
1/4 TL gemahlene Vanille
3 EL Wal- oder Haselnusskerne
einige Tropfen Zitronensaft

🕐 **5 Minuten**

Nüsse, die vor der Verwendung in einer Pfanne ohne Fett etwas angeröstet wurden, haben noch mehr Aroma.

Das junge Blattgrün des Kohlrabi enthält wertvolle Vitamine und Spurenelemente und sollte nach Möglichkeit immer mit verwendet werden.

1 Das Nussmus mit der Dickmilch, dem Ahornsirup und der Vanille glatt und cremig rühren.

2 Die Nusskerne fein hacken und unterrühren, die Creme mit Zitronensaft abschmecken.

Pro Portion: 366/80 kJ/kcal
3 g Eiweiß • 3 g Fett
11 g Kohlenhydrate • 1 g Ballaststoffe • 1,5 mg Cholesterin

Tipp der Köchin

Das Nussmus finden Sie im Reformhaus oder Naturkostladen.

Frischkäseaufstrich

Für 4 Portionen
1 kleiner, junger Kohlrabi mit Grün
(etwa 150 g)
200 g körniger Frischkäse
weißer Pfeffer
1 EL Zitronensaft
4 Scheiben Roggenvollkornbrot

🕐 **10 Minuten**

1 Den Kohlrabi putzen, schälen und fein raspeln. Das Kohlrabigrün abbrausen und bis auf ein paar kleine Blättchen fein hacken.

2 Den Frischkäse mit den Kohlrabiraspeln und dem gehackten Grün verrühren. Mit Pfeffer und Zitronensaft abschmecken.

3 Den Frischkäseaufstrich gleichmäßig auf die Brotscheiben verteilen, die Brote halbieren und mit den restlichen Kohlrabiblättchen garniert servieren.

Pro Portion: 545/130 kJ/kcal
10 g Eiweiß • 1 g Fett
18 g Kohlenhydrate • 5 g Ballaststoffe • 0,4 mg Cholesterin

Tipp der Köchin

Für diesen Brotaufstrich können Sie auch Paprikaschoten, Staudensellerie oder Radieschen verwenden.

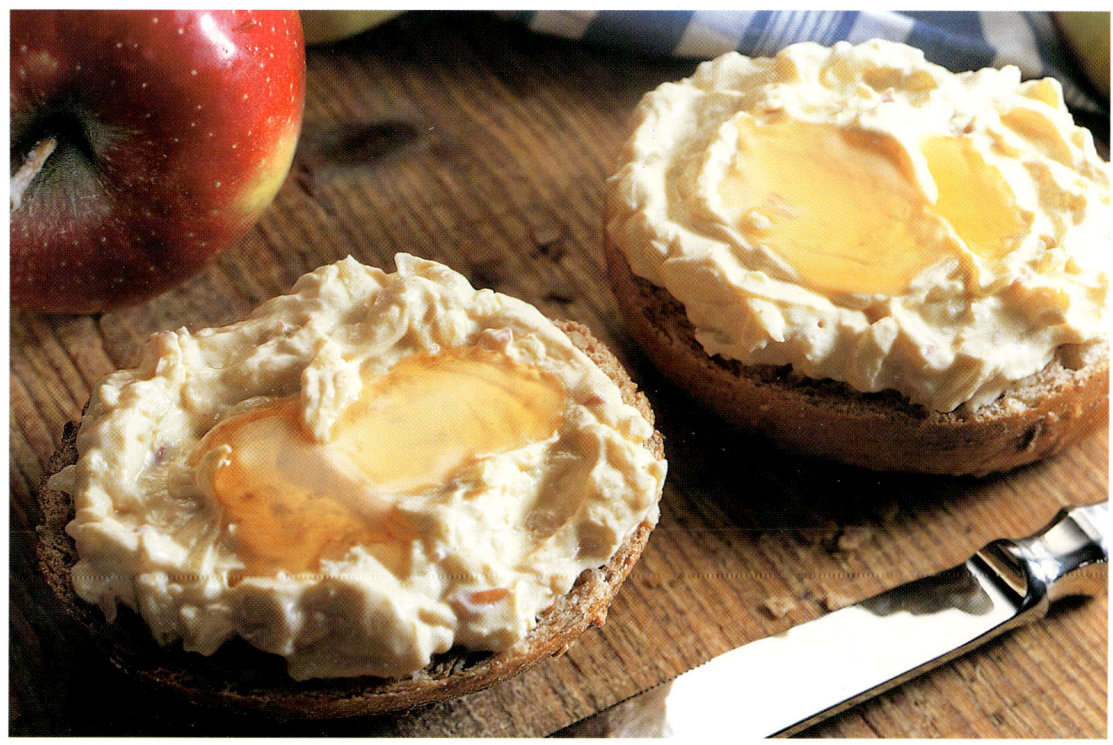

Brötchen mit Apfel-Sanddorn-Quark

Für 4 Portionen

1 säuerlicher Apfel (etwa 200 g)
2 EL Zitronensaft
200 g Magerquark
4–5 EL fettarme Milch
4 EL Sanddorn-Vollfrucht
4 Vollkornbrötchen, 2 TL Honig

🕐 **10 Minuten**

1 Den Apfel waschen, mit einem Küchentuch trockenreiben, vierteln, entkernen und samt der Schale grob raffeln. Sofort mit dem Zitronensaft vermischen, damit er sich nicht braun verfärbt.

2 Den Quark mit der Milch in einer Schüssel glatt rühren. Apfelraspel und Sanddornsaft darunter mischen.

3 Die Brötchen halbieren. Den Apfel-Sanddorn-Quark auf die Hälften verteilen und mit Honig beträufeln.

Pro Portion: 973/232 kJ/kcal
13 g Eiweiß • 2 g Fett
38 g Kohlenhydrate • 5 g Ballaststoffe • 2 mg Cholesterin

Getrennt sind die Vollkornbrötchen und der cremige Apfel-Sanddorn-Quark auch zum Mitnehmen ins Büro geeignet.

Tipp der Köchin

Verwenden Sie säuerliche Apfelsorten wie Boskop, Elstar, Cox Orange oder Berlepsch.

Hühnereier gehören zu den nähr- und wirkstoffreichsten Lebensmitteln. Besonders hoch ist ihr Gehalt an fettlöslichen Vitaminen, Vitaminen aus der B-Gruppe und Folsäure.

Da lacht das Herz: Rühreibrot mit Tomatenwürfelchen und würzigem Rucola.

Pro Portion:
1558/373 kJ/kcal
21 g Eiweiß
8 g Fett
54 g Kohlenhydrate
4 g Ballaststoffe
82 mg Cholesterin

Für den Brunch

Quarkbrötchen

Für 4 Portionen
250 g Magerquark oder Topfen
3 EL kernige Haferflocken
2 EL Sonnenblumenkerne
1 Ei, 1 Prise Jodsalz
6–8 EL fettarme Milch
1 EL zerlassene Halbfettbutter
250 g Weizenmehl Type 550
1 Päckchen Backpulver

🕐 **45 Minuten**
20 Minuten Backzeit

1 Den Quark oder Topfen abtropfen lassen. Haferflocken und Sonnenblumenkerne in einer Pfanne ohne Fett anrösten und abkühlen lassen.

2 Quark mit dem Ei, Salz, 5 Esslöffeln Milch und der Butter kräftig verrühren. Die Haferflocken und die Sonnenblumenkerne zufügen. Mehl und Backpulver vermischen und schnell unter die Quarkmasse kneten.

3 Den Teig in 12 gleich große Stücke schneiden, zu Kugeln rollen und etwas flach drücken. Zugedeckt für 20 Minuten kalt stellen. Den Backofen auf 180 °C (Umluft 160 °C, Gas Stufe 2–3) vorheizen.

4 Brötchen auf einem mit Backpapier ausgelegtem Blech 20 Minuten goldbraun backen. Danach sofort mit der übrigen Milch bepinseln, damit sie schön glänzen.

Für den Sonntag

Rucolarühreier

Für 4 Portionen
1 Bund Rucola, 2 Tomaten
8 Eier, 8 EL fettarme Milch
Jodsalz, Pfeffer
2 TL Rapsöl
4 Scheiben Sonnenblumenbrot

🕐 **15 Minuten**

1 Den Rucola verlesen, abbrausen, trockentupfen oder in der Salatschleuder trockenschleudern. Die Blättchen in feine Streifen schneiden.

2 Die Tomaten waschen und in kleine Würfel schneiden, dabei die Stielansätze entfernen.

3 In einer Schüssel die aufgeschlagenen Eier mit Milch, etwas Salz und Pfeffer mit dem Schneebesen verrühren.

4 Das Öl in einer beschichteten Pfanne erhitzen. Die Eimasse hineingießen, mit Rucola bestreuen und bei schwacher Hitze stocken lassen, dabei das Rührei mit einem Pfannenwender zusammenschieben.

5 Das Rührei auf den Brotscheiben anrichten und mit den Tomatenwürfeln bestreut servieren.

Pro Portion: 1426/340 kJ/kcal
20 g Eiweiß • 18 g Fett
21 g Kohlenhydrate • 4 g Ballaststoffe • 556 mg Cholesterin

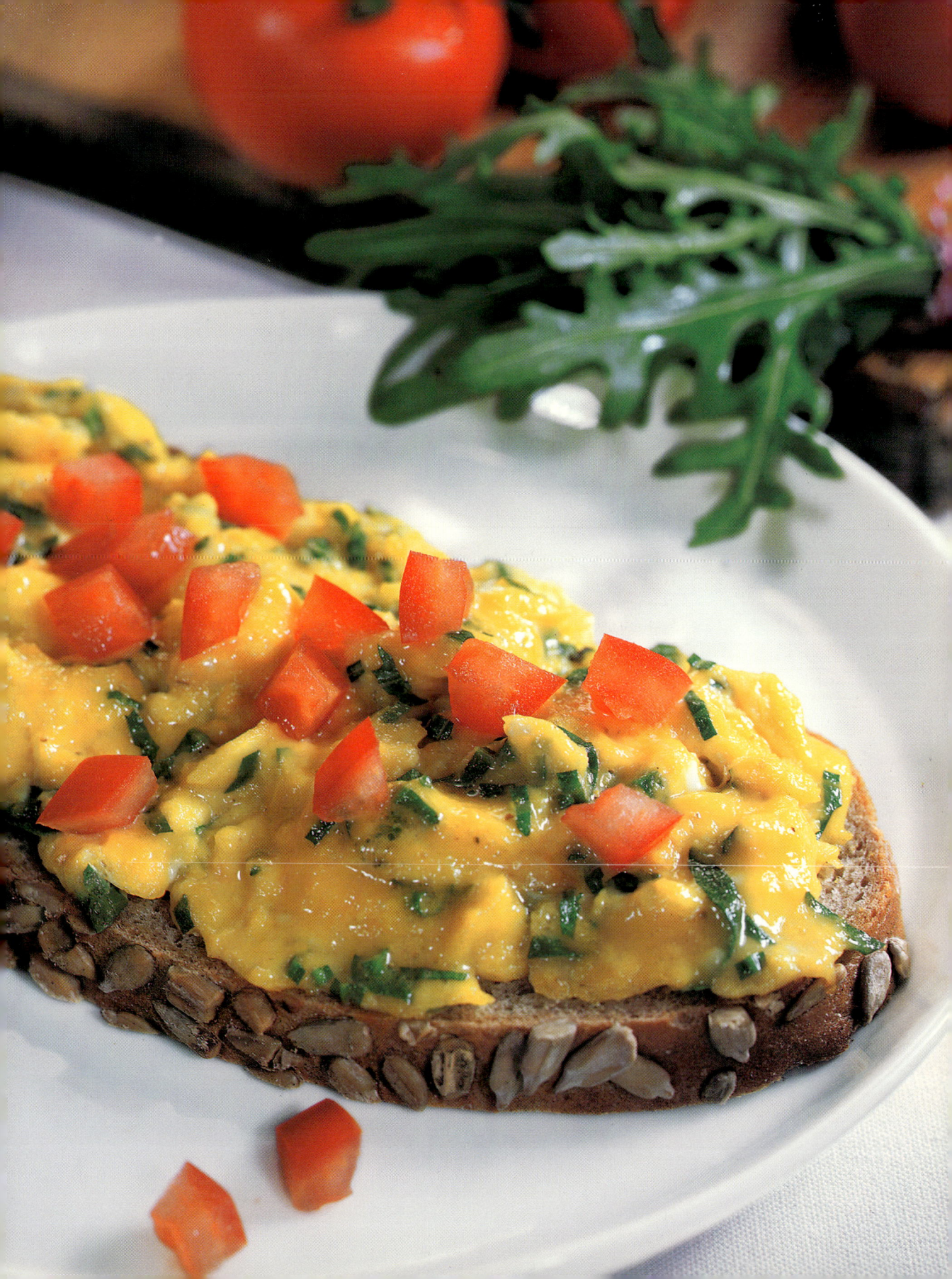

Tipp der Köchin

Zur Abwechslung können Sie das Brot auch einmal mit Putenaufschnitt, Corned beef, rohem oder gekochtem Schinken ohne Fettrand belegen.

Viele Vitamine sitzen direkt unter der Gurkenschale, deshalb sollten sie nicht geschält, aber gut gewaschen verwendet werden.

Schnell und fein

Schinken-Gurken-Brot

Für 4 Portionen
2 EL Magerquark
1–2 TL Meerrettich (aus dem Glas)
4 Scheiben Sechskornbrot
200 g Salatgurke
8 Scheiben Lachsschinken (50 g)
Pfeffer

🕐 **7 Minuten**

1 Den Magerquark mit 1 bis 2 Esslöffeln Wasser glatt rühren und mit dem Meerrettich abschmecken.

2 Den Meerrettichquark auf die Brotscheiben streichen, die Brote quer halbieren.

3 Die Salatgurke gründlich waschen, trockenreiben und in dünne Scheiben schneiden. Vom Lachsschinken den Fettrand entfernen.

4 Gurkenscheiben und Lachsschinken auf den Brothälften anrichten, mit etwas grob gemahlenem Pfeffer bestreuen.

Pro Portion: 535/128 kJ/kcal
8 g Eiweiß • 2 g Fett
18 g Kohlenhydrate • 4 g Ballaststoffe • 10 mg Cholesterin

Preiswert

Dänisches Eierbrot

Für 4 Portionen
4 hart gekochte Eier
4 Salatblätter (z. B. Kopf- oder Romanasalat)
6–8 Zweige gemischte Kräuter
200 g Magerquark
1/4 TL Meerrettich (aus dem Glas)
1 Messerspitze abgeriebene unbehandelte Zitronenschale
Jodsalz, Pfeffer, Paprikapulver
4 Scheiben dunkles Roggenbrot

🕐 **20 Minuten**

1 Die Eier pellen. 3 Eier fein hacken, eines in Scheiben schneiden.

2 Salatblätter und Kräuter waschen und trockenschütteln. Einige Kräuterblättchen zum Garnieren beiseite legen. Den Rest fein hacken.

3 Den Quark mit Meerrettich, Zitronenschale und den Kräutern glatt rühren. Die gehackten Eier unterziehen und mit Salz, Pfeffer und Paprikapulver würzen.

4 Die Brotscheiben jeweils mit einem Salatblatt belegen und den Eier-Kräuter-Quark darauf verteilen, mit Eischeiben und Kräuterblättchen garnieren.

Pro Portion: 882/211 kJ/kcal
16 g Eiweiß • 7 g Fett • 21 g Kohlenhydrate • 3 g Ballaststoffe
315 mg Cholesterin

Mit viel Vitamin C

Fruchtiges Putenbrustsandwich

Für 4 Portionen
2 kleine Orangen
2 Kiwis
125 g Magerquark
2 TL körniger Senf
4 Vollkornbaguettebrötchen
100 g Putenbrustaufschnitt
Pfeffer

🕐 15 Minuten

1 Die Orangen mit einem Messer so schälen, dass auch die weiße Haut völlig entfernt ist. Die Orangen in Scheiben schneiden, diese halbieren und den austretenden Saft dabei auffangen. Die Kiwis schälen und in Scheiben schneiden.

2 In einer kleinen Schüssel den Quark mit Orangensaft und Senf glatt rühren. Die Vollkornbrötchen halbieren und die Hälften mit dem Quark bestreichen.

3 Den Putenbrustaufschnitt, die Orangen- und Kiwischeiben auf den 4 unteren Brötchenhälften anrichten. Leicht pfeffern. Die oberen Brötchenhälften darauf setzen, leicht andrücken und die Sandwiches sofort servieren.

Pro Portion: 911/218 kJ/kcal
12 g Eiweiß • 2 g Fett
34 g Kohlenhydrate • 5 g Ballaststoffe • 6 mg Cholesterin

Vitaminreich

Knäckebrot mit Zucchinicreme

Für 4 Portionen
200 g kleine feste Zucchini
6 Radieschen
1/2 Bund Petersilie oder Dill
2–3 EL stichfeste saure Sahne
Jodsalz, Pfeffer
4 Scheiben Roggenknäckebrot

🕐 15 Minuten

1 Die Zucchini und die Radieschen waschen, putzen und grob raspeln. Petersilie oder Dill waschen, trockenschütteln und bis auf ein paar Blättchen oder Spitzen zum Garnieren fein hacken.

2 Die saure Sahne mit Salz und Pfeffer würzen, die gehackten Kräuter unterrühren. Zucchini- und Radieschenraspel unter die Kräutersahne mischen und mit Salz und Pfeffer abschmecken.

3 Zucchinicreme auf die Knäckebrote verteilen und mit den restlichen Kräutern garnieren.

Pro Portion: 386/93 kJ/kcal
4 g Eiweiß • 2 g Fett
16 g Kohlenhydrate • 4 g Ballaststoffe • 4 mg Cholesterin

Dank der frischen Orangen- und Kiwischeiben bekommt das Putenbrustsandwich einen gewaltigen Vitamin-C-Kick.

Körniger Senf – die ganzen Samen geben dem Senf »Biss« – macht sich auch in Salatdressings sehr gut.

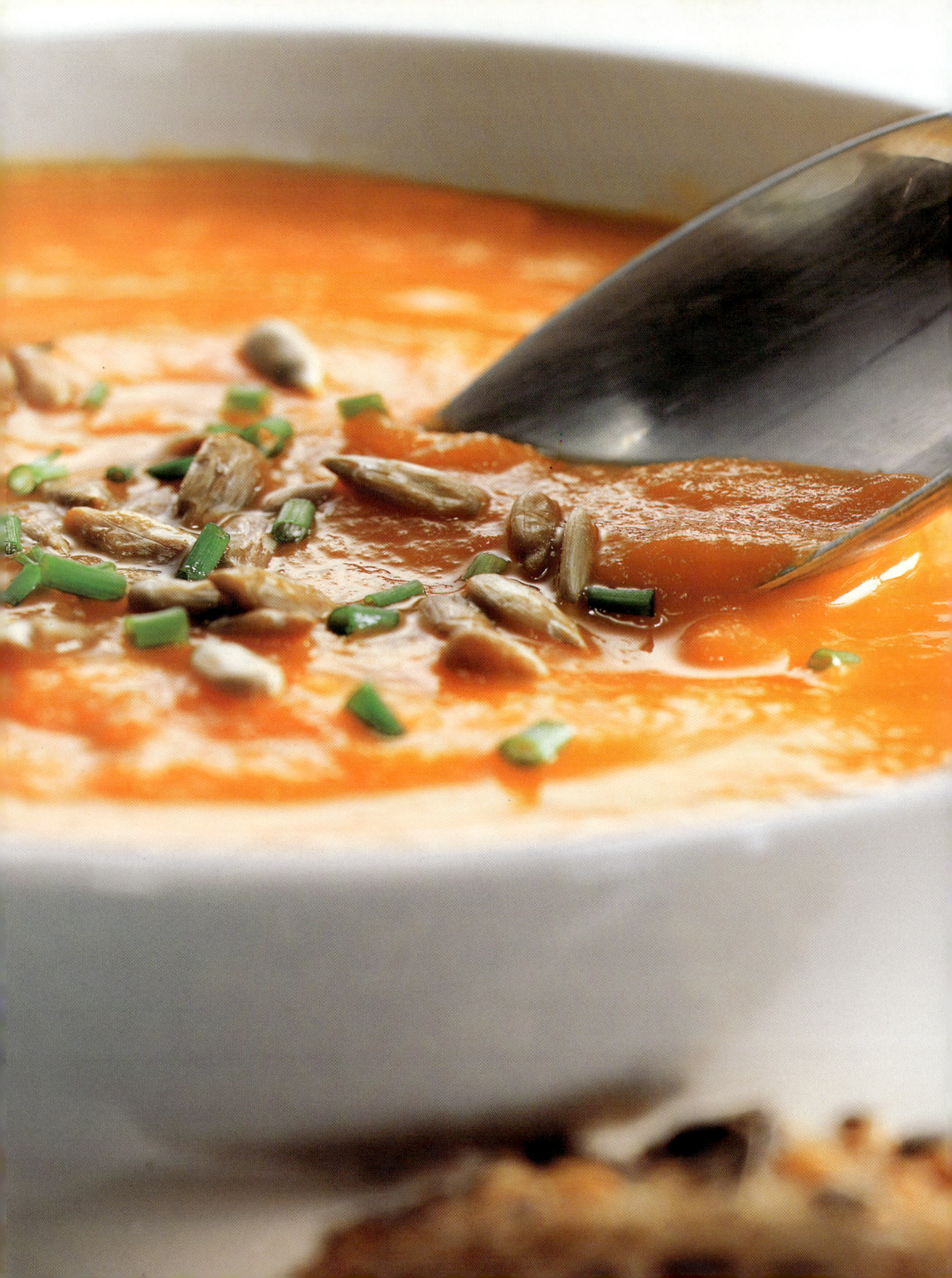

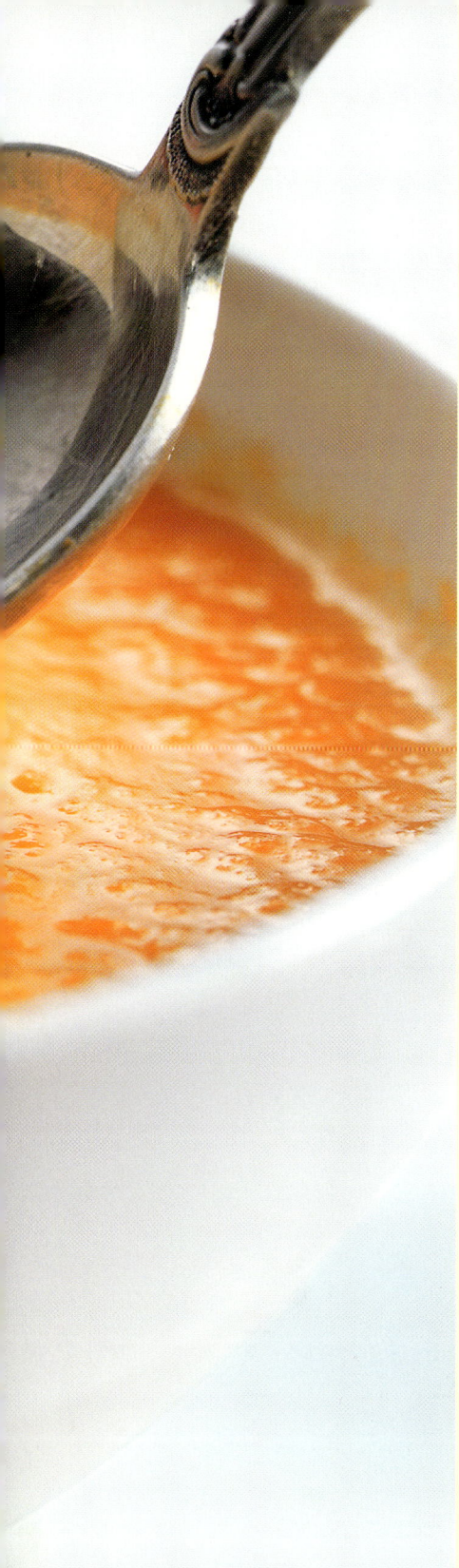

Vorspeisen & Suppen

D er erste Gang eines Menüs sollte unter dem Motto stehen: Je leichter, desto lieber! Vorspeisen sind dazu da, die Sinne anzuregen, die Augen und den Gaumen zu verwöhnen. Suppen besänftigen gleichsam Magen und Seele, weil sie wunderbar wärmen – und weil sie wertvolle Vitalstoffe enthalten. Übrigens: Alle Vorspeisen und Suppen geben, mit Vollkornbrot oder -brötchen serviert, auch eine kleine Mahlzeit her. Die Vorspeisen machen Ihnen sogar auf einem Büfett alle Ehre, Sie können sie aber genauso gut zum Picknick ins Grüne mitnehmen.

Schmeckt nur ganz frisch

Hähnchenflügel mit Paprikadip

Für 4 Portionen

12 Hähnchenflügel (etwa 1 kg)
2 EL Olivenöl
1 große Zitrone
2 EL Dijon-Senf
2 TL Ahornsirup
Jodsalz, Pfeffer
2 Knoblauchzehen
4 EL Tomatenketchup
3 EL Ajvar (scharfe Paprikapaste)
Cayennepfeffer

🕐 35 Minuten Zubereitungszeit
20 Minuten Arbeitszeit

1 Den Backofengrill auf höchste Stufe vorheizen. Die Hähnchenflügel waschen und trockentupfen.

2 Eine große, flache feuerfeste Form dünn einölen. Die Zitrone auspressen. Restliches Öl mit Senf, 4 Esslöffeln Zitronensaft, Ahornsirup, Salz und Pfeffer verrühren. Den Knoblauch abziehen, 1 Zehe dazupressen. Die Hähnchenflügel mit der Marinade bestreichen, in die Form legen. Im Backofen auf der zweiten Schiene

von unten in 14 bis 16 Minuten knusprig grillen, einmal wenden.

3 Das Tomatenketchup mit Ajvar verrühren. Den restlichen Knoblauch dazupressen. Den Paprikadip mit Zitronensaft, Salz und Cayennepfeffer abschmecken. Die Hähnchenflügel sofort mit dem Paprikadip servieren.

Pro Portion: 1975/472 kJ/kcal
33 g Eiweiß • 21 g Fett
10 g Kohlenhydrate • 1 g Ballaststoffe • 202 mg Cholesterin

Tipp der Köchin

Sie können die Hähnchenflügel auch nebeneinander auf ein Backblech legen und im Backofen bei 250 °C (Umluft 230 °C, Gas Stufe 6) in etwa 20 Minuten garen.

Wie in Italien

Gratinierte Tomatenbrote

Für 4 Portionen

2 Frühlingszwiebeln
4 mittelgroße Tomaten
2 Zweige Basilikum
2 Knoblauchzehen
4 Scheiben Roggenvollkornbrot
Jodsalz, Pfeffer
1 Kugel Mozzarella (125 g)
2 TL Olivenöl

🕐 **20 Minuten**

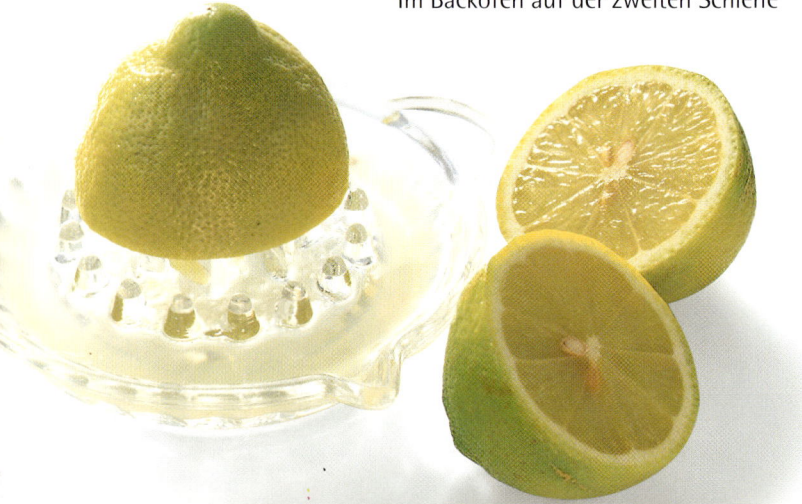

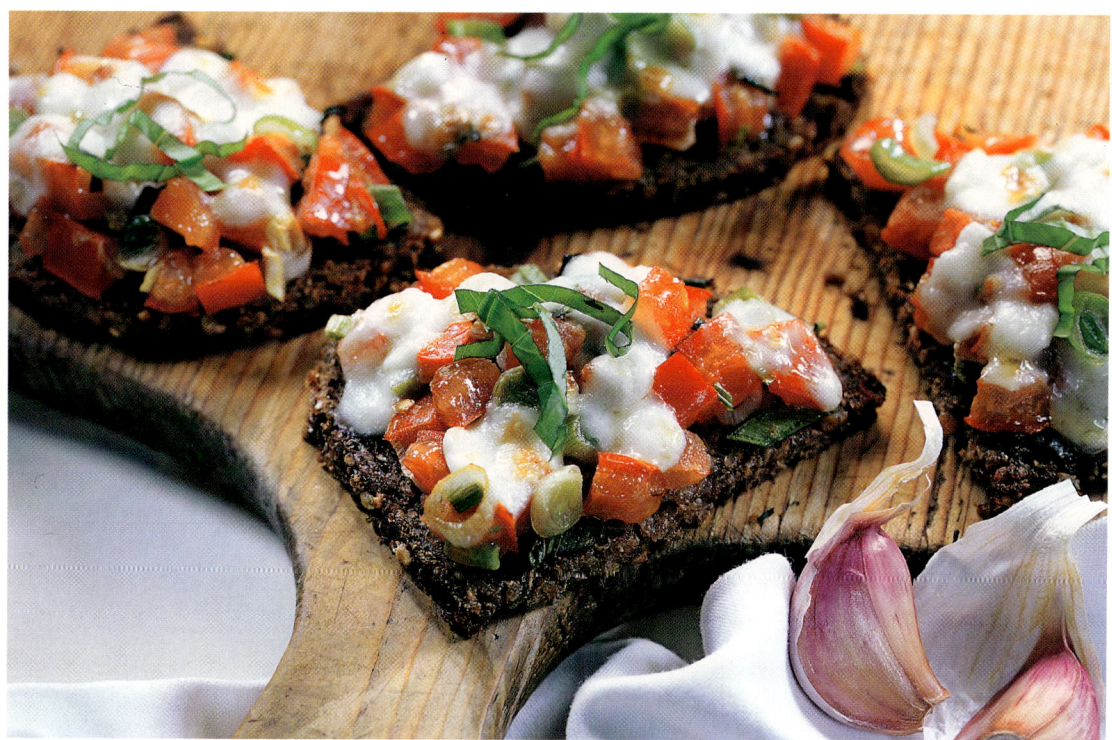

1 Den Backofen auf 200 °C (Umluft 180 °C, Gas Stufe 3–4) vorheizen. Die Frühlingszwiebeln putzen, waschen und in feine Ringe schneiden. Die Tomaten waschen und würfeln, dabei die Stielansätze entfernen. Die Basilikumblätter abbrausen, trockentupfen und bis auf einige zum Garnieren in feine Streifen schneiden. Alles mischen.

2 Den Knoblauch abziehen, halbieren und die Brotscheiben damit abreiben. Brote halbieren und die Tomatenmischung darauf verteilen. Leicht salzen und pfeffern. Den Mozzarella würfeln und darüber geben. Mit Olivenöl beträufeln.

3 Die Tomatenbrote im Ofen überbacken, bis der Käse zu schmelzen beginnt. Mit Basilikumblättchen garniert servieren.

Pro Portion: 854/205 kJ/kcal
9 g Eiweiß • 9 g Fett
18 g Kohlenhydrate • 5 g Ballaststoffe • 14 mg Cholesterin

Tipp der Köchin

Statt Frühlingszwiebeln können Sie Zucchiniraspel oder hauchfeine Scheibchen Stangensellerie unter die Tomaten mischen.

Tomaten und Mozzarella – alte Bekannte auf kernigen Brotscheiben.

Der Bitterstoff im Chicorée kurbelt Stoffwechsel und Verdauung an. Auch seine anderen Inhaltsstoffe wie Kalium, Magnesium, Eisen und Vitamin C helfen beim Fettabbau.

Vegetarisch

Gemüsesticks mit Käse-Oliven-Creme

Für 4 Portionen
100 g weicher Schafskäse (Feta)
150 g fettarmer Joghurt
50 g schwarze Oliven ohne Stein
Jodsalz, Pfeffer
1–2 EL Zitronensaft
150 g junge Möhren
je 1 kleine gelbe und
rote Paprikaschote
2 dünne Stangen Staudensellerie
1 Chicoréestaude

🕐 **20 Minuten**

1 Den Schafskäse fein zerdrücken und mit so viel Joghurt glatt rühren, dass er eine cremige Konsistenz hat. Die Oliven fein hacken und unterrühren. Die Creme mit Salz, Pfeffer und Zitronensaft abschmecken.

2 Die Möhren waschen, schälen, quer halbieren und längs vierteln. Paprikaschoten, Staudensellerie und Chicorée putzen und waschen. Paprikaschoten in Streifen schneiden, die Selleriestangen halbieren, den Chicorée in Blätter zerlegen.

3 Die Gemüsesticks mit der Käse-Oliven-Creme servieren.

Pro Portion: 585/140 kJ/kcal
7 g Eiweiß • 8 g Fett
8 g Kohlenhydrate • 4 g Ballaststoffe • 17 mg Cholesterin

Asiatisch angehaucht

Blattspinat mit Sesamsauce

Für 4 Portionen
500 g Blattspinat, Jodsalz
2 TL geschälte Sesamsamen
2 EL Sesampaste (aus dem Glas)
2 EL helle Sojasauce
2 EL Gemüsebrühe oder Wasser
1/2 TL brauner Zucker, Pfeffer

🕐 **20 Minuten**

1 Den Spinat putzen, waschen und 1 Minute in Salzwasser blanchieren. In ein Sieb gießen, kalt abschrecken und abtropfen lassen. Die Sesamsamen in einer Pfanne anrösten.

2 Sesampaste mit Sojasauce, Brühe oder Wasser und dem Zucker verrühren. Mit Salz und wenig Pfeffer abschmecken. Den Spinat mit der Sauce mischen und mit dem gerösteten Sesam bestreuen.

Pro Portion: 328/78 kJ/kcal
7 g Eiweiß • 4 g Fett
3 g Kohlenhydrate • 4 g Ballaststoffe • 0 mg Cholesterin

Eher harte, knackige Gemüsesorten wie Möhren und Staudensellerie sind als Rohkost zum Dippen ideal.

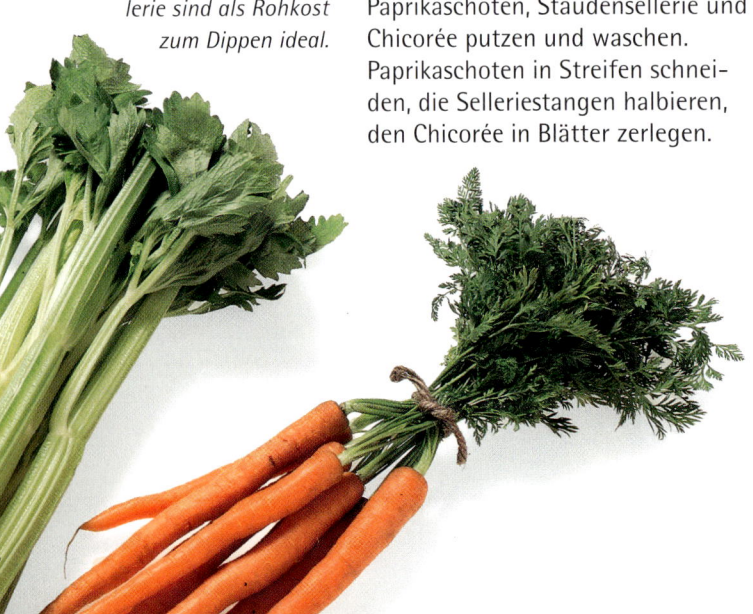

Kartoffel-Zucchini-Tortilla

Für 4 Portionen

350 g fest kochende Kartoffeln
1 kleiner fester Zucchino
3 Eier
100 ml fettarme Milch
Jodsalz, Pfeffer
2 EL Olivenöl
2 EL frisch geriebener Gouda
(30 % Fett i. Tr.)
1 EL Schnittlauchröllchen

🕐 **30 Minuten**

1 Die Kartoffeln waschen, schälen und in 2 Millimeter dicke Scheiben hobeln. Zucchino putzen, waschen und ebenfalls in 2 Millimeter dicke Scheiben hobeln. Alle Gemüsescheiben mit einem Küchenpapier trockentupfen.

2 Die Eier in einer Schüssel mit der Milch verquirlen, mit Salz und Pfeffer kräftig würzen.

3 Olivenöl in einer beschichteten Pfanne (20 bis 22 Zentimeter Durchmesser) erhitzen. Kartoffel- und Zucchinischeiben darin bei mittlerer Hitze unter gelegentlichem Wenden in 5 Minuten goldgelb braten. Danach die Hitze reduzieren. Das Gemüse leicht salzen und pfeffern.

4 Die Eiermilch über das angebratene Gemüse gießen. Das Ganze zugedeckt bei schwacher Hitze 12 bis 15 Minuten garen, bis die Eiermilch gestockt ist und die Kartoffeln weich sind.

5 Käse und Schnittlauch mischen, die Tortilla damit bestreuen und zum Servieren wie eine Torte in Stücke schneiden.

Pro Portion: 1086/259 kJ/kcal
13 g Eiweiß • 14 g Fett
18 g Kohlenhydrate • 3 g Ballaststoffe • 186 mg Cholesterin

Tipp der Köchin

Für die Tortilla am besten vorwiegend fest kochende Kartoffelsorten wie Agria, Désirée, Grata oder Quarta verwenden. Die Tortilla kann warm oder kalt gegessen werden. Kalt lässt sie sich gut als kleine Mahlzeit mit an den Arbeitsplatz nehmen. Dazu passen aromatische Tomaten.

Gut schmeckt die Tortilla auch, wenn Sie noch etwas fein gewürfelten gekochten Schinken ohne Fettrand oder dünne Paprikastreifen mitbraten.

Alternativ können Sie die Tortilla auch aus gekochten Kartoffeln vom Vortag zubereiten.

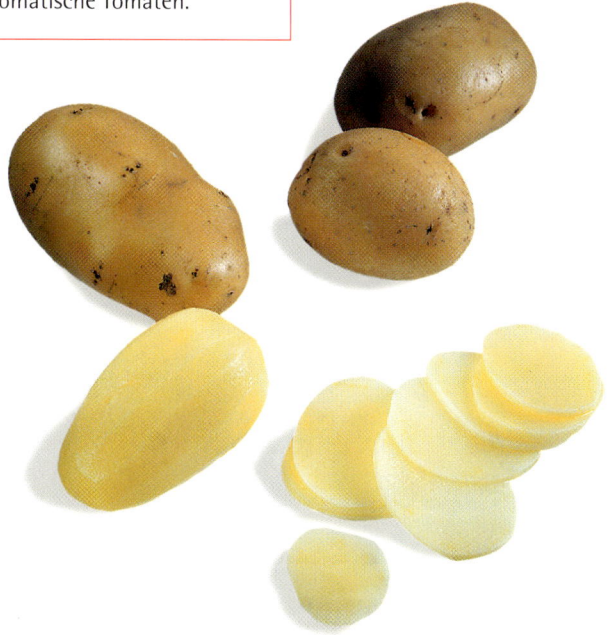

Die Reispapier-Gemüse-
Rollen bis zum Servie-
ren mit einem feuchten
Küchentuch bedecken
und kühl aufbewahren.

*Frühlingszwiebeln sind
rund um den Globus be-
liebt – sie fehlen auch in
den vietnamesischen
Reispapierrollen nicht.*

Spezialität aus Vietnam

Reispapier-Gemüse-Rollen

Für 4 Portionen

16 Blätter Reispapier
(16 Zentimeter Ø, etwa 80 g)
150 g Salatgurke
2 kleine Möhren
1 Stange Staudensellerie
2 Frühlingszwiebeln
1/2 Bund Koriander oder
glatte Petersilie
8 Surimistäbchen
Jodsalz
Pfeffer
1 Prise Zucker
2–3 EL Zitronensaft
süßsaure Chilisauce (Fertigprodukt)
nach Belieben

🕐 35 Minuten

1 Die Reispapierblätter paarweise
nebeneinander auf nasse Küchen-
tücher legen, mit Wasser
besprühen und mit weiteren
nassen Küchentüchern be-
decken. In 10 bis 15 Minuten weich und formbar
werden lassen.

2 In der Zwi-
schenzeit das
Gemüse putzen
und

waschen bzw. schälen. Die Gurke der
Länge nach halbieren und die Kerne
mit einem Teelöffel herauslösen.
Gurke, Möhren und Sellerie in feine,
kurze Streifen schneiden. Die Zwiebeln in dünne Ringe schneiden.

3 Koriander oder Petersilie abbrausen, trockentupfen und die Blättchen abzupfen. Die Surimistäbchen
trockentupfen und der Länge nach
halbieren.

4 Das Gemüse und die Kräuterblättchen vermischen, mit Salz, Pfeffer,
Zucker und Zitronensaft würzen.

5 Auf die untere Hälfte eines Reis-
blattpaares jeweils 1/8 der Gemüsemischung und 2 Surimihälften geben. Zuerst das untere Ende über die
Füllung klappen, dann die beiden
Seiten darüber schlagen. Von unten
her fest zu einer Rolle formen.

6 Die Röllchen schräg halbieren und
auf vier Tellern anrichten. Die Chilisauce zum Dippen dazu servieren.

Pro Portion: 403/96 kJ/kcal
2 g Eiweiß • 0,5 g Fett
19 g Kohlenhydrate • 2 g Ballaststoffe • 0 mg Cholesterin

Tipp der Köchin

Reispapierblätter, frischen Koriander und Chilisauce finden Sie im
Asienladen oder in der Asienabteilung
gut sortierter Supermärkte.

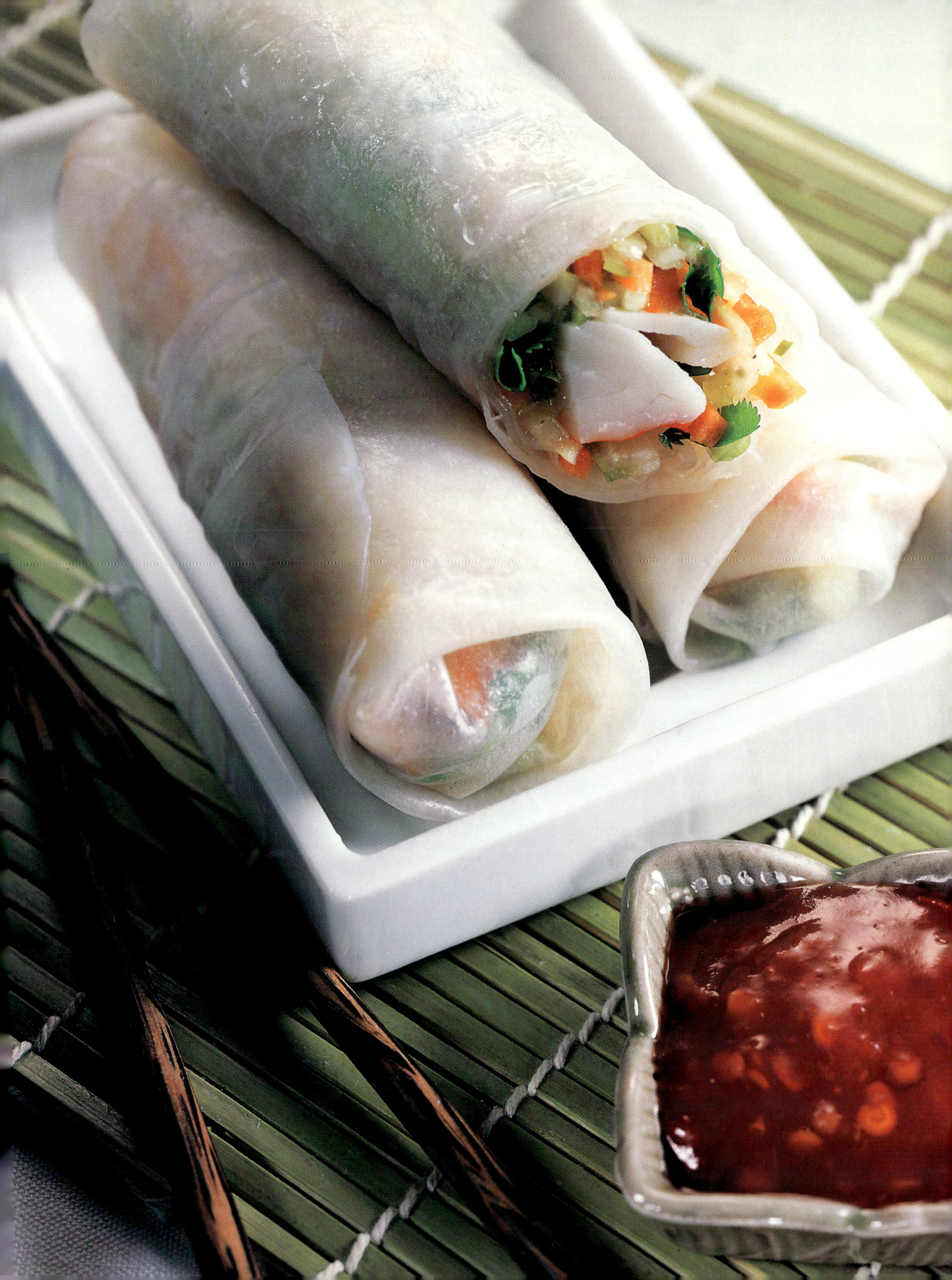

Joghurt ist ein ideales Lebensmittel, um Fett abzubauen, denn er gehört zu den kalorienarmen Eiweißspendern und den wichtigen Kalziumlieferanten.

Raffiniert

Joghurt-Gemüse-Suppe

Für 4 Portionen

je 1 kleine rote
und gelbe Paprikaschote
1 kleiner Zucchino
1–2 Knoblauchzehen
500 g Joghurt (3,5 % Fett)
400 ml Fleischbrühe
(am besten selbst gemacht)
2 Eier
Jodsalz, Pfeffer
2 EL Olivenöl
2 Zweige frische Minze

🕐 30 Minuten

1 Paprikaschoten vierteln, putzen und waschen. Die Viertel quer in kurze feine Streifen schneiden. Den Zucchino putzen, waschen und klein würfeln. Den Knoblauch abziehen, sehr fein hacken.

2 In einem Topf den Joghurt mit Brühe und den Eiern verquirlen. Unter ständigem Rühren fast zum Kochen bringen. Den Topf von der Kochstelle ziehen und die Suppe mit Salz und Pfeffer abschmecken.

3 Das Öl in einer Pfanne erhitzen, je die Hälfte der Paprikastreifen, der Zucchini- und Knoblauchwürfel darin unter Rühren 3 Minuten dünsten. Die Minze abbrausen, trockenschütteln und die Blättchen,

Minze verleiht vielen Gerichten eine angenehm-kühle Frische.

bis auf ein paar zum Garnieren, fein hacken.

4 Die Joghurtsuppe mit dem Stabmixer aufschäumen und in tiefe Teller verteilen. Gedünstetes und rohes Gemüse mit der gehackten Minze mischen und auf die Suppe streuen. Mit den Minzeblättchen garnieren.

Pro Portion: 1101/264 kJ/kcal
13 g Eiweiß • 17 g Fett
11 g Kohlenhydrate • 2 g Ballaststoffe • 142 mg Cholesterin

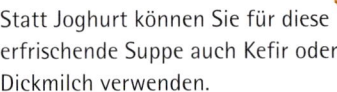

Tipp der Köchin

Statt Joghurt können Sie für diese erfrischende Suppe auch Kefir oder Dickmilch verwenden.

Außergewöhnlich

Porree-Apfel-Suppe

Für 4 Portionen

500 g Porree
1 EL Butter
1 EL mildes Currypulver
1 l Gemüsebrühe
2 säuerliche Äpfel
2 EL Zitronensaft
1 TL Sesamöl
Jodsalz, Pfeffer
3 EL Koriander-
oder Petersilienblättchen

🕐 35 Minuten

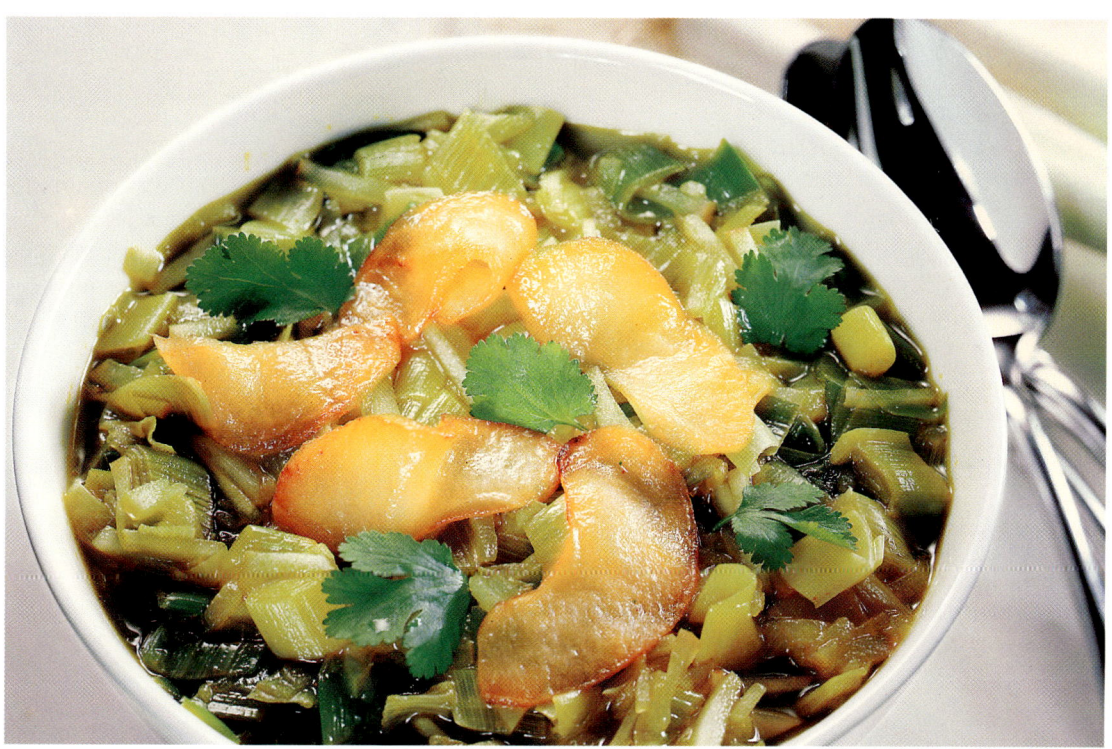

1 Die Porreestangen putzen, der Länge nach einschneiden und gründlich waschen. Porree schräg in 1 Zentimeter dicke Ringe schneiden und in der heißen Butter andünsten. Das Currypulver darüber stäuben, unterrühren und kurz mitdünsten. Die Brühe angießen und alles zugedeckt aufkochen lassen.

2 Die Äpfel waschen. 1 Apfel vierteln, entkernen, raspeln und zur Suppe geben. Die Suppe bei schwacher Hitze 8 bis 10 Minuten sanft kochen lassen.

3 Den zweiten Apfel schälen, vierteln, vom Kerngehäuse befreien und in Spalten schneiden. Die Apfelspalten sofort im Zitronensaft wenden. Eine beschichtete Pfanne mit dem Sesamöl einpinseln. Die Apfelspalten darin bei schwacher Hitze von beiden Seiten 1 Minute braten, bis sie heiß sind.

4 Die Porree-Apfel-Suppe salzen und pfeffern, in Teller füllen und die gebratenen Apfelspalten darauf verteilen. Mit gewaschenen Kräuterblättchen bestreut servieren.

Pro Portion: 429/101 kJ/kcal
3 g Eiweiß • 6 g Fett
9 g Kohlenhydrate • 5 g Ballaststoffe • 6 mg Cholesterin

Die Porreesuppe glänzt mit ihrer süßen Apfelnote.

Frischer Koriander ist nicht immer und überall erhältlich. Für Suppen und andere Gerichte, in denen er kurz miterhitzt wird, können Sie ihn auf Vorrat einfrieren. Nur zur Dekoration ist er dann nicht mehr geeignet.

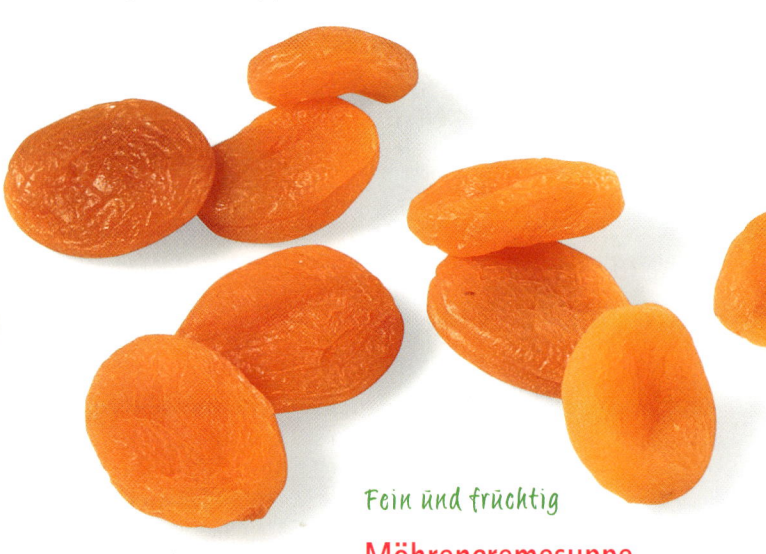

3 Den Schnittlauch abbrausen, trockentupfen und in sehr feine Röllchen schneiden.

4 Die Suppe mit dem Stabmixer pürieren, mit Salz, Pfeffer und Zitronensaft abschmecken. In vorgewärmte Teller verteilen, mit Schnittlauchröllchen und Leinsamen bestreuen.

Pro Portion: 621/148 kJ/kcal
4 g Eiweiß • 7 g Fett
16 g Kohlenhydrate • 8 g Ballaststoffe • 0 mg Cholesterin

Fein und fruchtig

Möhrencremesuppe mit Aprikosen

Für 4 Portionen
800 g junge Möhren
1 Zwiebel
6 getrocknete Aprikosen
1 EL Rapsöl
750 ml Gemüsebrühe
Jodsalz, Pfeffer
1 Bund Schnittlauch
2–3 EL Zitronensaft
2 EL Leinsamen

🕐 **40 Minuten**
15 Minuten Garzeit

1 Die Möhren waschen, schälen und in dünne Scheiben schneiden. Zwiebel abziehen und klein hacken. Die Aprikosen fein würfeln.

2 Die Möhren mit der Zwiebel im heißen Öl andünsten. Mit Brühe aufgießen, salzen und pfeffern. Die Aprikosenwürfel hinzufügen. Alles aufkochen und zugedeckt bei schwacher Hitze 15 Minuten kochen lassen, bis die Möhren weich sind.

Achten Sie beim Einkauf von getrockneten Apri-kosen darauf, dass sie nach Möglichkeit un-geschwefelt sind.

Im Sommer können Sie statt der getrockneten 3 bis 4 frische Apriko-sen verwenden. Diese dann heiß überbrühen, häuten, halbieren und entsteinen. Das Frucht-fleisch würfeln.

Zum Sattessen

Italienische Kartoffelsuppe

Für 4 Portionen
3 Zwiebeln, 2 Knoblauchzehen
1 1/2 kg Kartoffeln
4 Stangen Staudensellerie
3 EL Olivenöl
4 eingelegte Sardellenfilets
1 Lorbeerblatt, 4 Zweige Thymian
1 1/2 l Fleischbrühe, 1 kg Tomaten
2–3 EL Kapern, Jodsalz, Pfeffer
50 g Parmesan am Stück

🕐 **45 Minuten**

1 Zwiebeln und Knoblauchzehen abziehen und fein würfeln. Die Kar-toffeln schälen, waschen und in große Würfel schneiden. Den Selle-rie waschen, putzen und in dünne Scheiben schneiden.

2 Das Öl in einem Suppentopf erhitzen. Die Zwiebeln und den Knoblauch darin unter Rühren glasig dünsten, Sellerie hinzufügen und noch etwa 3 Minuten mitdünsten.

3 Die Sardellenfilets abspülen, abtrocknen und fein hacken. Zusammen mit den Kartoffeln, dem Lorbeerblatt und dem Thymian in den Topf geben. Die Brühe angießen. Alles aufkochen und zugedeckt bei schwacher Hitze zunächst 25 Minuten leicht kochen lassen.

4 Inzwischen die Tomaten überbrühen, abziehen, halbieren und entkernen. Das Tomatenfruchtfleisch in grobe Stücke schneiden. Die Tomaten in die Suppe geben und alles etwa 5 Minuten ziehen lassen. Die Kapern unterrühren. Die Kartoffelsuppe mit Salz, Pfeffer und etwas Kapernsud abschmecken.

5 Den Parmesan mit einem Sparschäler in dünne Späne schneiden. Die Kartoffelsuppe in Teller schöpfen und mit dem Käse bestreuen.

Pro Portion: 2016/480 kJ/kcal
19 g Eiweiß • 15 g Fett
66 g Kohlenhydrate • 11 g Ballaststoffe • 7 mg Cholesterin

Raffiniert

Brokkoli-Käse-Suppe

Für 4 Portionen
750 g Brokkoli, 1 Schalotte
700 ml Gemüsebrühe
2 TL Rapsöl
50 g Frischkäse aus Buttermilch
Jodsalz, Pfeffer
2 EL Zitronensaft

🕐 **30 Minuten**

1 Den Brokkoli putzen, waschen und in einzelne Röschen teilen. Die Stiele schälen, in kleine Würfel schneiden. Die Schalotte abziehen und hacken.

2 Die Brühe aufkochen. Brokkoliröschen und -stiele darin 3 Minuten garen. Das Gemüse in ein Sieb abgießen, die Brühe dabei auffangen.

3 Die Schalotte im heißen Öl andünsten. Mit der Brühe ablöschen. 2/3 des Brokkolis hinzufügen. Alles aufkochen und zugedeckt bei schwacher Hitze 5 Minuten kochen lassen. Die Suppe mit dem Stabmixer pürieren.

4 Den Frischkäse in die Brokkolisuppe rühren, die Suppe mit Salz, Pfeffer und Zitronensaft abschmecken. Restlichen Brokkoli hinzufügen und in der Suppe heiß werden lassen.

Pro Portion: 369/88 kJ/kcal
6 g Eiweiß • 4 g Fett
5 g Kohlenhydrate • 5 g Ballaststoffe • 0,5 mg Cholesterin

Die Brokkoli-Käse-Suppe können Sie auch mit Blumenkohl oder Romanesco zubereiten.

Die Brokkoliröschen und -stiele können mit einem Schaumlöffel aus der Brühe genommen werden.

41

Gelingt leicht

Fisch-Gemüse-Suppe

Neben Schnittlauch passen auch glatte Petersilie oder Dill gut in Fischsuppen.

Für 4 Portionen

1 Zwiebel
1 Knoblauchzehe
1 große rote Paprikaschote
2 Möhren
1 EL Butter
800 ml Gemüsebrühe
Jodsalz, Pfeffer
1 EL scharfer Senf
300 g Fischfilet (z. B. Kabeljau, Rotbarsch, Zander, Lachs)
1 Bund Schnittlauch

🕐 **35 Minuten**

1 Zwiebel und Knoblauch abziehen und fein hacken. Paprikaschote vierteln, putzen, waschen und klein würfeln. Die Möhren schälen und ebenfalls klein würfeln.

Optimal vorbereitet: Lachsfilet enthält keine Gräten und ist bereits gehäutet.

2 Butter in einem Topf zerlassen, Zwiebel und Knoblauch darin an-

braten. Paprika und Möhren dazugeben und kurz mitbraten. Das Gemüse mit Brühe ablöschen, mit Salz, Pfeffer und 1 bis 2 Teelöffeln Senf würzen. Alles aufkochen und zugedeckt bei mittlerer Hitze 15 Minuten kochen lassen.

3 In der Zwischenzeit das Fischfilet trockentupfen und in 2 mal 2 Zentimeter große Würfel schneiden. Den Schnittlauch abbrausen, trockenschütteln und in feine Röllchen schneiden.

4 Die Suppe von der Kochstelle nehmen. Mit einer Schaumkelle die Hälfte des Gemüses herausheben und beiseite stellen. Die restliche Gemüsesuppe mit dem Stabmixer pürieren.

5 Gemüsestücke und Fischwürfel in die Suppe geben. Den Fisch darin zugedeckt in 4 bis 5 Minuten gar ziehen lassen. Die Suppe mit restlichem Senf, Salz und Pfeffer abschmecken und mit Schnittlauch bestreut servieren.

Pro Portion: 385/92 kJ/kcal
5 g Eiweiß • 4 g Fett
8 g Kohlenhydrate • 6 g Ballaststoffe • 6 mg Cholesterin

Tipp der Köchin

Aus der Suppe lässt sich schnell ein kleiner Imbiss machen: einfach 2 Tassen gekochten Reis unterheben.

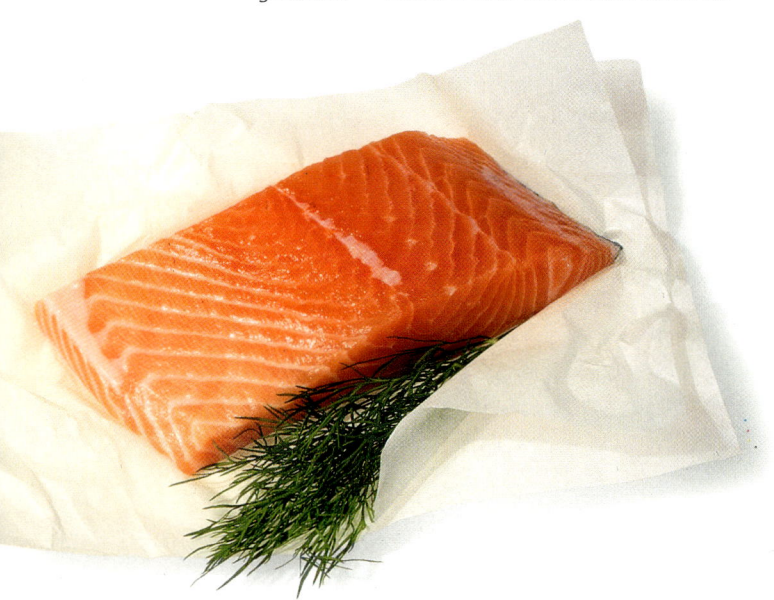

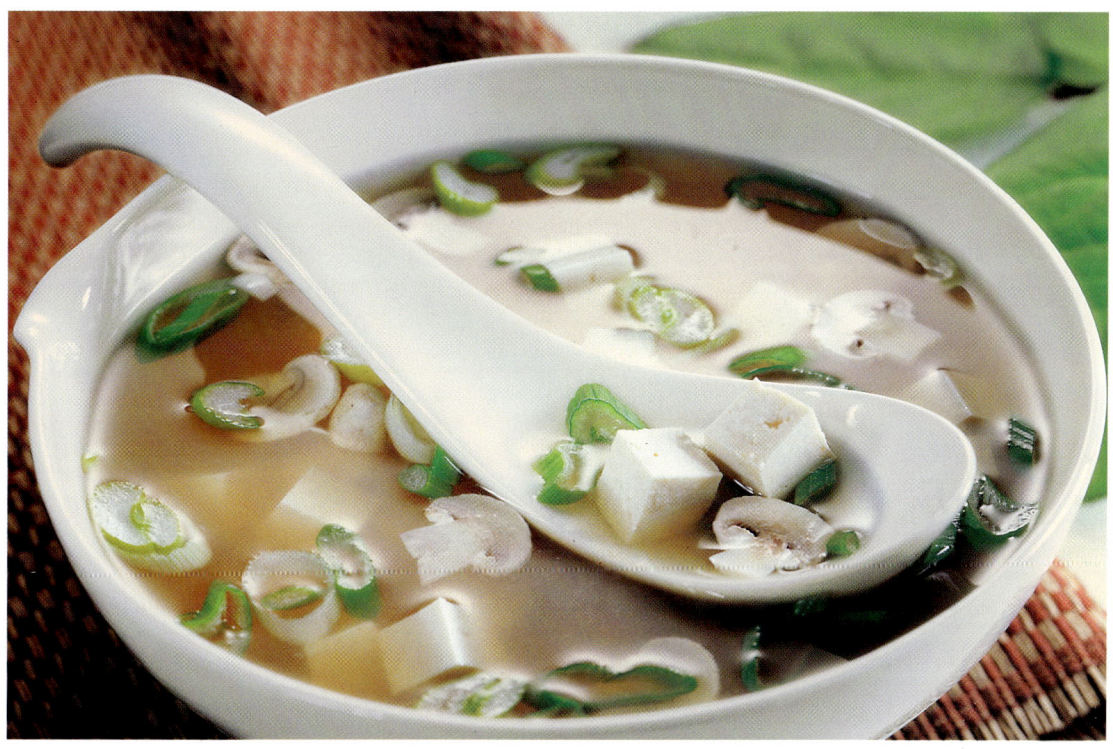

Misosuppe mit Tofu

Für 4 Portionen

800 ml Dashi-Fischbrühe (Instant)
oder Gemüsebrühe
2 Frühlingszwiebeln
50 g Champignons
200 g fester Tofu
100 g Miso (Sojabohnenpaste)
Jodsalz

🕐 **15 Minuten**

1 Die Brühe in einem Topf aufkochen lassen. Inzwischen die Frühlingszwiebeln putzen, waschen und
schräg in dünne Ringe schneiden.
Die Champignons putzen und in
dünne Scheiben schneiden. Den
Tofu trockentupfen und würfeln.

2 Das Miso mit etwas Brühe glatt
rühren, dann in die restliche Brühe
einrühren.

3 Frühlingszwiebeln, Champignons
und Tofu zur Suppe geben und in
5 Minuten heiß werden lassen. Die
Suppe mit Salz abschmecken.

Pro Portion: 370/88 kJ/kcal
10 g Eiweiß • 4 g Fett
2 g Kohlenhydrate • 3 g Ballaststoffe • 0 mg Cholesterin

*Typisch japanisch – eine
klare Brühe mit rein
vegetarischer Einlage.*

Miso wird in der asia-
tischen Küche als
Würzmittel für Brühen,
Suppen, Saucen, Getrei-
de- und Gemüsegerich-
te verwendet.

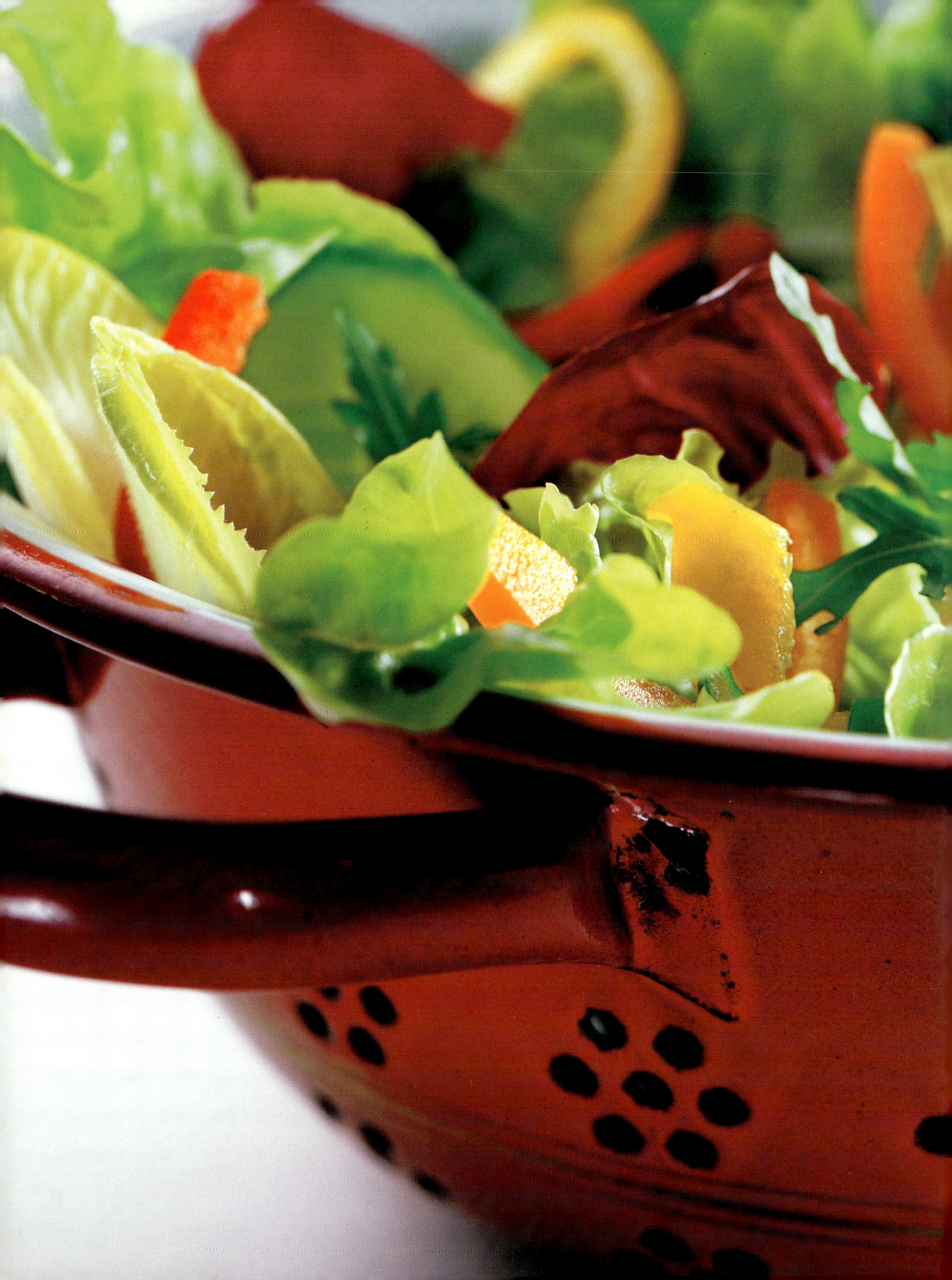

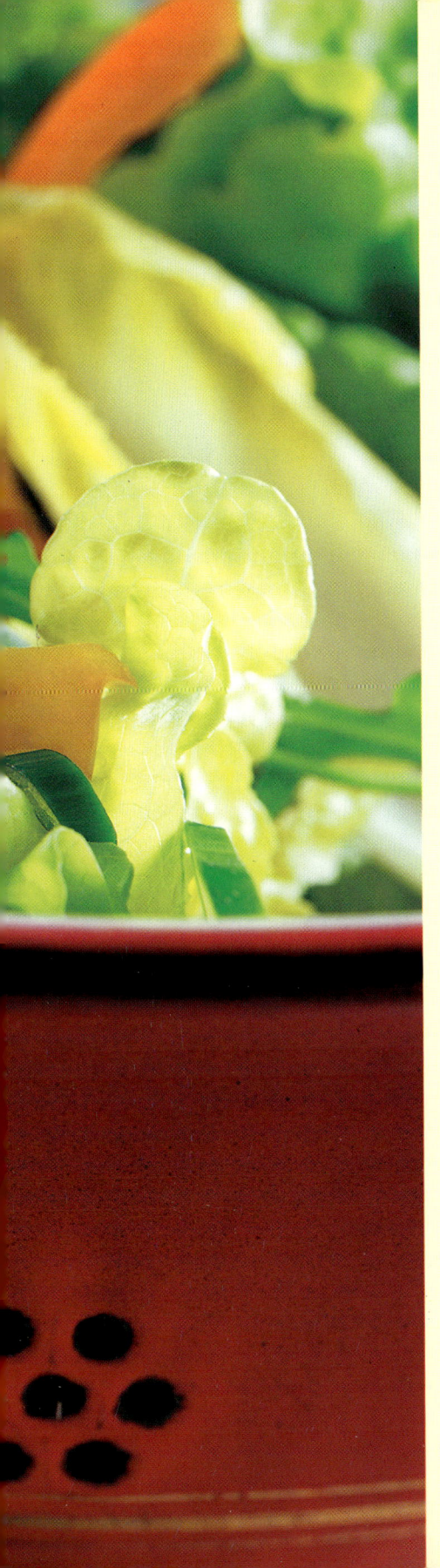

Salate
& Kaltes

Knackige Blattsalate und frisches Gemüse in Kombination mit Käse oder Fisch, exotischen Früchten, frischen Kräutern und leichten Dressings sind der Inbegriff für Gesundheit und Genuss. Gönnen Sie sich doch öfter eine große Portion davon. Denn sie bringen Ihnen genau die Biostoffe, die Ihren gesamten Stoffwechsel ankurbeln, Sie schlank und fit machen. Die Salate wie auch die kalten Gerichte sind leichte Mahlzeiten für den kleineren Appetit. Sie können sie mittags wie abends essen.

Fürs Büfett

Bohnen-Thunfisch-Salat

In Bohnen sind Substanzen enthalten, die ähnlich wie Insulin wirken, d. h., den Blutzuckerspiegel senken und so beim Fettabbau helfen.

Für 4 Portionen

1/2 Bund Dill
100 ml Gemüsefond
(aus dem Glas) oder Gemüsebrühe
2 EL Zitronensaft
Jodsalz, Pfeffer
4 TL kalt gepresstes Olivenöl
300 g grüne Bohnen, tiefgekühlt
300 g gemischte Blattsalate
(z. B. Friséesalat, Römersalat,
Radicchio)
300 g Cocktailtomaten
2 Dosen Thunfisch naturell
(à 150 g Einwaage)

🕐 **35 Minuten**

1 Für das Dressing den Dill abbrausen und grob hacken. Gemüsefond oder -brühe mit Zitronensaft, etwas Salz, Pfeffer und Öl in einen hohen Rührbecher geben. Mit dem Stabmixer aufschlagen, abschmecken.

2 Die Bohnen in kochendem Salzwasser ohne Deckel nach Packungsangabe bissfest kochen. Abgießen, kalt abschrecken und gut abtropfen lassen.

Die Papaya ist eine echte Powerfrucht. Sie liefert viele Vitamine und Mineralstoffe, vor allem aber eiweißspaltende Enzyme. Diese sorgen dafür, dass in den Zellen der Fettabbau auf Touren kommt.

3 Die Salate putzen, waschen, trockenschleudern und in mundgerechte Stücke zupfen. Die Tomaten

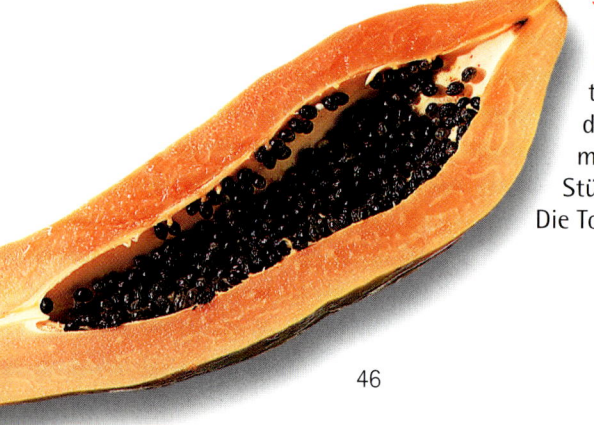

waschen und halbieren oder vierteln. Den Thunfisch abtropfen lassen, grob zerteilen.

4 Blattsalate mit Bohnen, Tomaten und Thunfisch locker vermischen, auf Tellern anrichten und mit dem Dilldressing beträufeln.

Pro Portion: 1671/399 kJ/kcal
18 g Eiweiß • 29 g Fett
11 g Kohlenhydrate • 8 g Ballaststoffe • 40 mg Cholesterin

Tipp der Köchin

Bohnen im offenen Topf blanchieren und sofort eiskalt abschrecken – so behalten sie ihre grüne Farbe.

Für Gäste

Salat mit Papaya und Schafskäse

Für 4 Portionen

2 EL Sonnenblumenkerne
1 kleiner Kopf Eichblattsalat
1 Kopf Radicchiosalat (etwa 50 g)
1 große Papaya, 1 Schalotte
250 g weicher Schafskäse (Feta)
2 EL Sonnenblumenöl
2 EL Gemüsebrühe
2–3 EL Weißweinessig
1 TL mittelscharfer Senf
Jodsalz, Pfeffer

🕐 **20 Minuten**

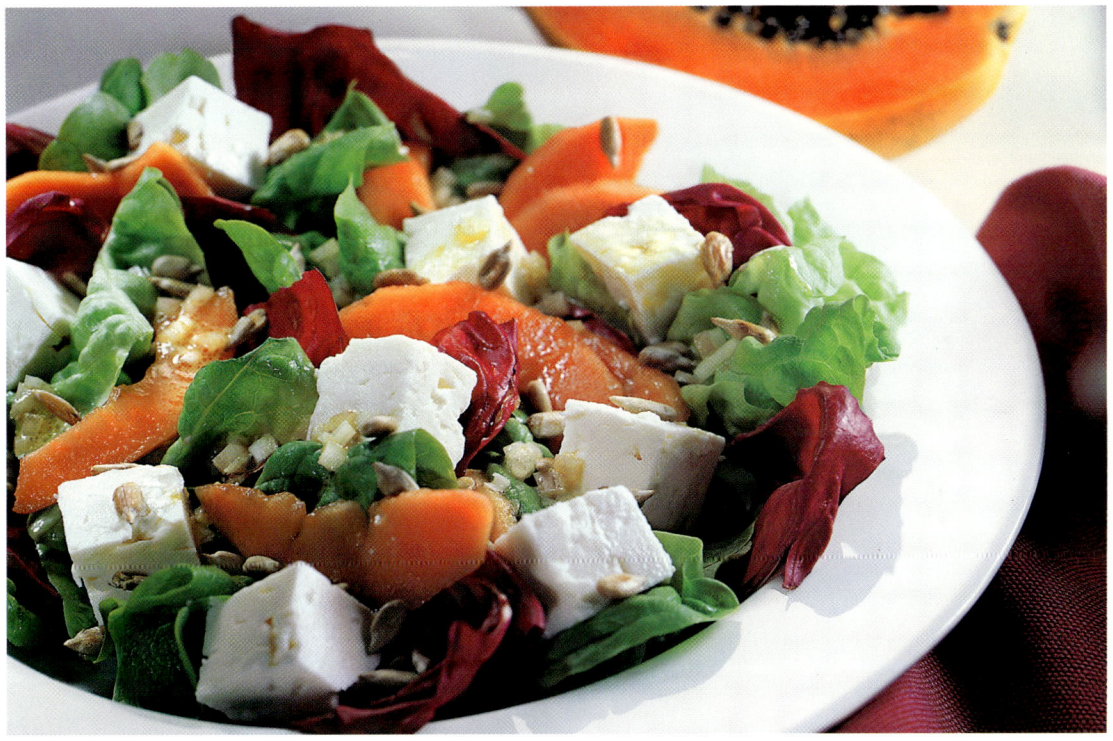

1 Die Sonnenblumenkerne in einer Pfanne ohne Fett unter Rühren anrösten. Abkühlen lassen.

2 Salate putzen, waschen, trockenschleudern und in mundgerechte Stücke zupfen. Die Papaya schälen und der Länge nach halbieren. Die Papayahälften entkernen und quer in Scheiben schneiden. Die Schalotte abziehen und fein würfeln.

3 Den Schafskäse würfeln. Das Öl mit der Brühe, Essig, Senf, Salz und Pfeffer in einem Rührbecher zu einer Marinade aufschlagen, die Schalotte einrühren. Die Marinade unter die Salate heben.

4 Den Salat mit Käsewürfeln und Papayascheiben auf vier Tellern anrichten und mit den gerösteten Sonnenblumenkernen bestreut servieren.

Pro Portion: 1223/291 kJ/kcal
14 g Eiweiß • 21 g Fett
6 g Kohlenhydrate • 3 g Ballaststoffe • 38 mg Cholesterin

Tipp der Köchin

Mit etwas Haselnuss-, Walnuss- oder Sesamöl können Sie Ihrem Dressing eine besondere Note geben.

Ein farbenfrohes Geschmackserlebnis ist der Salat mit Papaya, Schafskäse und gerösteten Sonnenblumenkernen.

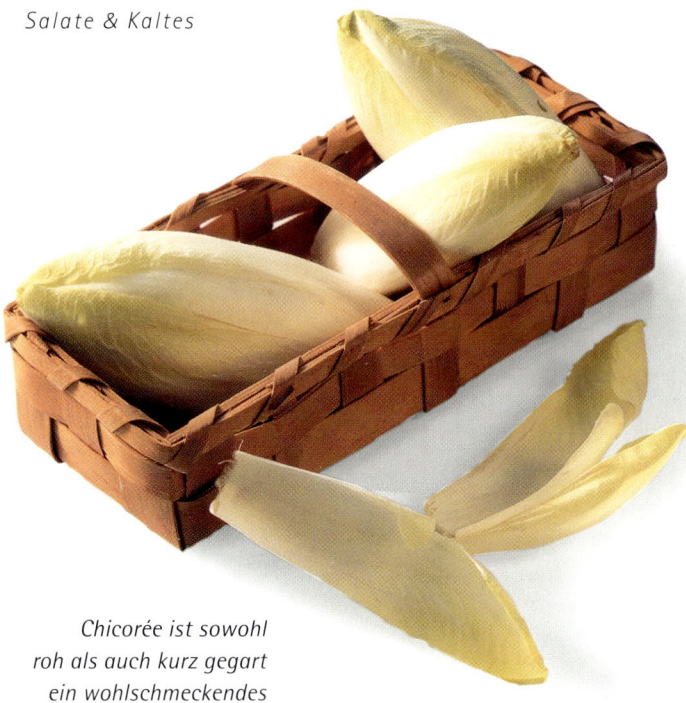

*Chicorée ist sowohl
roh als auch kurz gegart
ein wohlschmeckendes
Wintergemüse.*

Für Gäste

Chicoréesalat
mit Räucherlachs

*Ein angebrochenes Glas
Gemüsefond hält sich
etwa drei Tage lang im
Kühlschrank. Ersatz-
weise können Sie auch
Instant-Gemüsebrühe
verwenden.*

Für 4 Portionen

5 EL Weißweinessig

4 EL Gemüsefond (aus dem Glas)

je 1 TL Dijon-Senf und körniger Senf

6 EL Kefir oder fettarmer Joghurt

2 EL Rapsöl

Jodsalz, Pfeffer

4 Chicoréestauden (etwa 600 g)

2 kleine Fenchelknollen (etwa 250 g)

50 g Feldsalat

150–200 g Räucherlachs

🕐 **20 Minuten**

*Kaufen Sie Räucherlachs
geschnitten. Das Auf-
schneiden erfordert sehr
viel Geschick und ein
Spezialmesser.*

1 Für das Senfdressing Essig mit Gemüsefond, Senf und Kefir oder Joghurt verrühren. Das Öl darunter schlagen. Dressing mit Salz und Pfeffer abschmecken.

2 Chicorée putzen, waschen und abtropfen lassen. Die Blätter ablösen, quer in breite Stücke schneiden. Fenchel putzen, waschen, längs vierteln. Dann auf dem Gemüsehobel quer in dünne Scheiben schneiden. Das Fenchelgrün grob hacken. Feldsalat gründlich putzen, waschen und abtropfen lassen. Den Räucherlachs in breite Streifen schneiden.

3 Chicorée, Fenchel und Feldsalat vermischen, das Dressing unterheben. Den Salat mit Räucherlachsstreifen auf Tellern anrichten und mit dem Fenchelgrün bestreuen.

Pro Portion: 1198/287 kJ/kcal
19 g Eiweiß • 17 g Fett
6 g Kohlenhydrate • 4 g Ballaststoffe • 25 mg Cholesterin

Tipp der Köchin

Kenner greifen zu irischem Biolachs, der nach ökologischen Richtlinien gefarmt wird. Dazu gehören vor allem eine gute Wasserqualität, hochwertiges Futter und reichlich Bewegungsfreiheit. Auf Futterzusatzstoffe, Hormone und Medikamente wird bei der Zucht verzichtet.

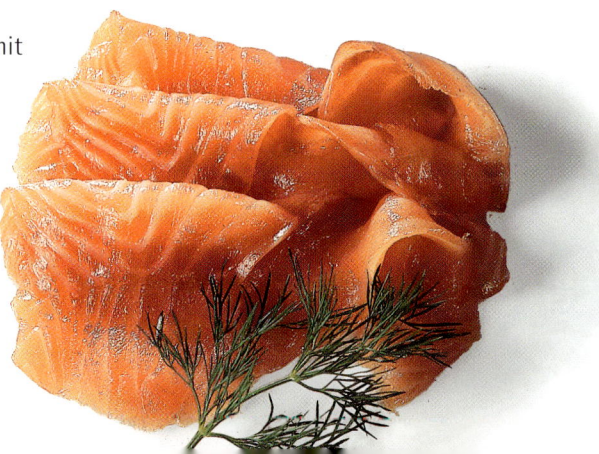

Auch als Imbiss

Blattsalate mit Avocado

Für 4 Portionen

300 g gemischte Blattsalate
(z. B. Kopfsalat, Eichblattsalat,
Radicchio)
2 kleine Tomaten
2 reife Avocados
Saft von 1 Zitrone
1 Schalotte
1 Bund Schnittlauch
100 g fettarmer Joghurt
1 EL Nuss- oder Olivenöl
Jodsalz, Pfeffer

🕐 **35 Minuten**

1 Die Blattsalate putzen, waschen, trockenschleudern und in mundgerechte Stücke zupfen. Tomaten waschen, halbieren und in Scheiben schneiden.

2 Die Avocados schälen, längs halbieren und vom Kern befreien. Das Fruchtfleisch quer in Spalten schneiden und sofort mit 2 Esslöffeln Zitronensaft beträufeln.

3 Für das Dressing die Schalotte abziehen und fein hacken, den Schnittlauch abbrausen, trockentupfen und in Röllchen schneiden.

4 Schalotte mit Joghurt und Öl verrühren und mit Salz, Pfeffer und restlichem Zitronensaft abschmecken. Den Schnittlauch unterrühren.

5 Blattsalate und Tomaten mit dem Joghurtdressing mischen und mit den Avocadospalten auf Tellern anrichten.

Pro Portion: 1140/273 kJ/kcal
4 g Eiweiß • 23 g Fett
10 g Kohlenhydrate • 4 g Ballaststoffe • 1,3 mg Cholesterin

Tipp der Köchin

Avocados sind Balsam für Nerven, Haut und Haar und gleichzeitig das beste natürliche Herzschutzmittel, da sie den Cholesterinspiegel senken können. Die Früchte enthalten reichlich Vitamin A, C und E sowie über 20 Prozent wertvolles pflanzliches Fett. Allerdings sollten Übergewichtige nur kleine Mengen davon verzehren.

Schalotten – die kleinen Verwandten der Zwiebel – haben ein weniger intensives und ganz feines Zwiebelaroma.

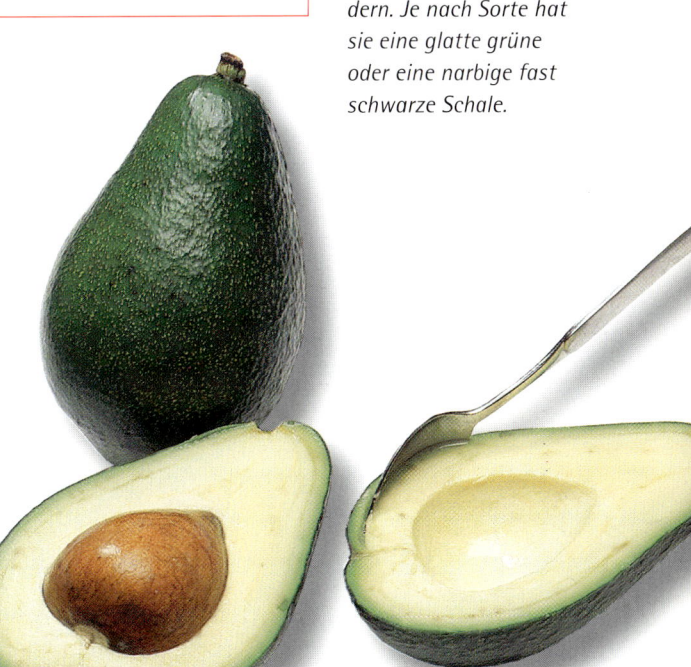

Die Avocado gedeiht in vielen tropischen Ländern. Je nach Sorte hat sie eine glatte grüne oder eine narbige fast schwarze Schale.

Exotischer Genuss

Asiasalat

Sprossen aller Art
können Ihre Vitamin-
und Mineralstoffbilanz
erheblich verbessern. So
entsteht beim Keimen
zusätzliches Vitamin C.
Mit Sprossen können
Sie Rohkost, Salate,
aber auch Sandwiches
und Suppen aufpeppen.

Für 4 Portionen

1 unbehandelte Limette
250 g Tofu (Sojabohnenquark)
2 EL milder Weißweinessig
100 ml Gemüsebrühe
2 TL Sesamöl
Ingwerpulver
Jodsalz
Cayennepfeffer
2 EL Sesamsamen
300 g Möhren
200 g Sojabohnensprossen
400 g Pak-Choi oder Chinakohl
1 rote Paprikaschote

🕐 **35 Minuten**

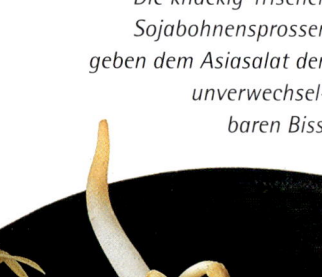

*Die knackig-frischen
Sojabohnensprossen
geben dem Asiasalat den
unverwechsel-
baren Biss.*

1 Für das Tofu-Dressing die Limette heiß waschen, mit einem Küchentuch trockenreiben und 1 Teelöffel Schale abreiben. Die Limette auspressen. Den Tofu würfeln und mit dem Stabmixer oder im elektrischen Zerhacker fein pürieren. Essig, 2 Esslöffel Limettensaft, Brühe und Sesamöl hinzufügen, nochmals aufschlagen. Das Dressing mit Ingwerpulver, Salz und Cayennepfeffer kräftig würzen.

2 Die Sesamsamen in einer Pfanne ohne Fett unter Rühren goldgelb rösten. Abkühlen lassen.

3 Die Möhren waschen, schälen und in 4 Zentimeter lange Streifen schneiden. In kochendem Wasser 1 Minute blanchieren. Abschrecken und gut abtropfen lassen.

4 Sprossen waschen. Pak-Choi oder Chinakohl waschen, abtropfen lassen und in 1 Zentimeter breite Streifen schneiden. Paprikaschote vierteln, putzen, waschen und quer in dünne Streifen schneiden.

5 Möhren, Sprossen, Salat und Paprika vermischen, auf Tellern anrichten und mit den gerösteten Sesamsamen bestreuen. Das Dressing separat dazu servieren.

Pro Portion: 771/185 kJ/kcal
13 g Eiweiß • 11 g Fett
9 g Kohlenhydrate • 6 g Ballaststoffe • 0 mg Cholesterin

Tipp der Köchin

Wer den Ingwergeschmack mag, sollte den Salat mit etwas frisch geriebenem Ingwer zubereiten, er bekommt dadurch einen besonders frischen Geschmack.

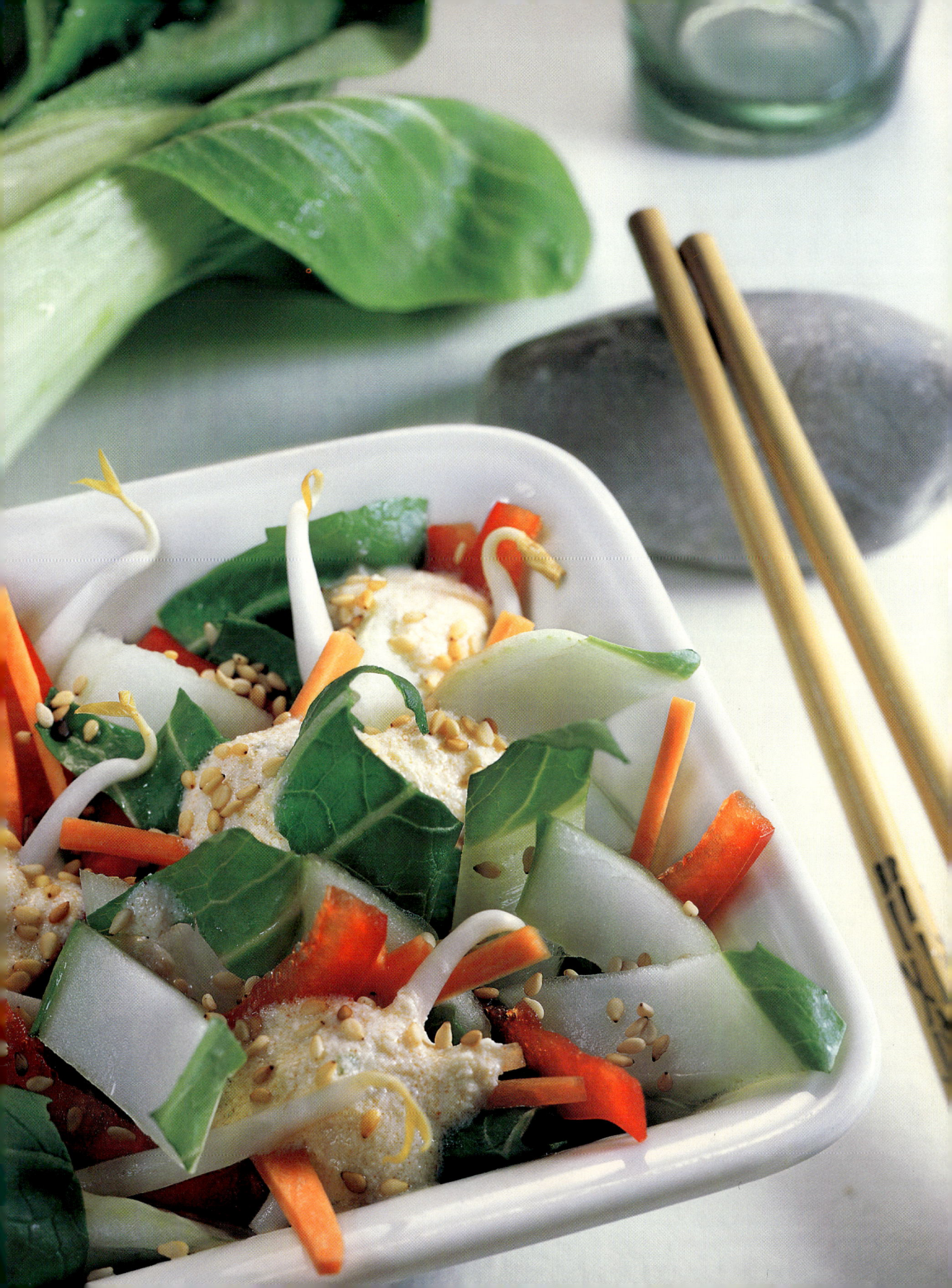

Naturreis hat gegen-
über poliertem weißem
Reis den Vorteil, dass er
alle Inhaltsstoffe des
vollen Korns enthält. Er
ist reich an Vitaminen,
hauptsächlich der B-
Gruppe, und an Ballast-
stoffen und hat einen
hohen Sättigungswert.

*Mit Grün aufbewahrte
Radieschen bleiben
länger frisch und
knackig.*

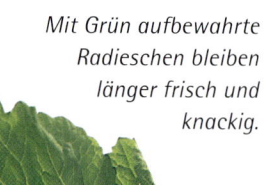

Gelingt leicht

Reis-Krabben-Salat mit Ingwerdressing

Für 4 Portionen

250 g Langkornreis
(am besten Naturreis)
Jodsalz
2 Frühlingszwiebeln
1 frische rote Chilischote
100 g zarter Blattspinat
1 großer säuerlicher Apfel
2–3 EL Zitronensaft
300 g Krabben
1–2 TL Currypulver
2 EL Sonnenblumenöl
3 EL Gemüsebrühe, Pfeffer
2 EL Weißweinessig
1 haselnussgroßes Stück
frischer Ingwer
150 g fettarmer Joghurt

🕐 40 Minuten

1 Den Langkornreis nach Packungsangabe in Salzwasser garen, abgießen, kalt abschrecken und gut
abtropfen lassen.

2 Frühlingszwiebeln, Chilischote
und Spinat putzen und waschen.
Zwiebeln in sehr feine Ringe schneiden, Chilischote der Länge
nach halbieren, entker-
nen und in feine Strei-
fen schneiden.

3 Den gewaschenen Spinat für
knapp 1 Minute in kochendes Salzwasser geben. In ein Sieb abgießen
und gut abtropfen lassen. Den Apfel
schälen, vierteln und entkernen. Die
Apfelviertel in kleine Würfel schneiden und sofort mit 1 Esslöffel Zitronensaft mischen.

4 Krabben eventuell abgießen.
Currypulver mit Sonnenblumenöl,
Brühe, Salz und Pfeffer verrühren
und unter den Reis mischen. Frühlingszwiebeln, Chilischote und die
Apfelwürfel dazugeben. Krabben
und Spinat locker unterheben. Den
Salat nach Belieben mit Essig abschmecken.

5 Für das Ingwerdressing den
Ingwer schälen, fein reiben und mit
Joghurt verrühren. Mit restlichem
Zitronensaft und etwas Salz ab-
schmecken.

6 Den Reissalat auf Teller verteilen
und das Ingwerdressing auf den
Salat geben. Sofort servieren.

Pro Portion: 1704/406 kJ/kcal
21 g Eiweiß • 9 g Fett
53 g Kohlenhydrate • 4 g Ballaststoffe • 121 mg Cholesterin

Tipp der Köchin

Anstatt Krabben können Sie auch
Surimistücke unterheben. Surimi ist
zerkleinertes und gewürztes, zu Stäb-
chen gepresstes Fischfleisch.

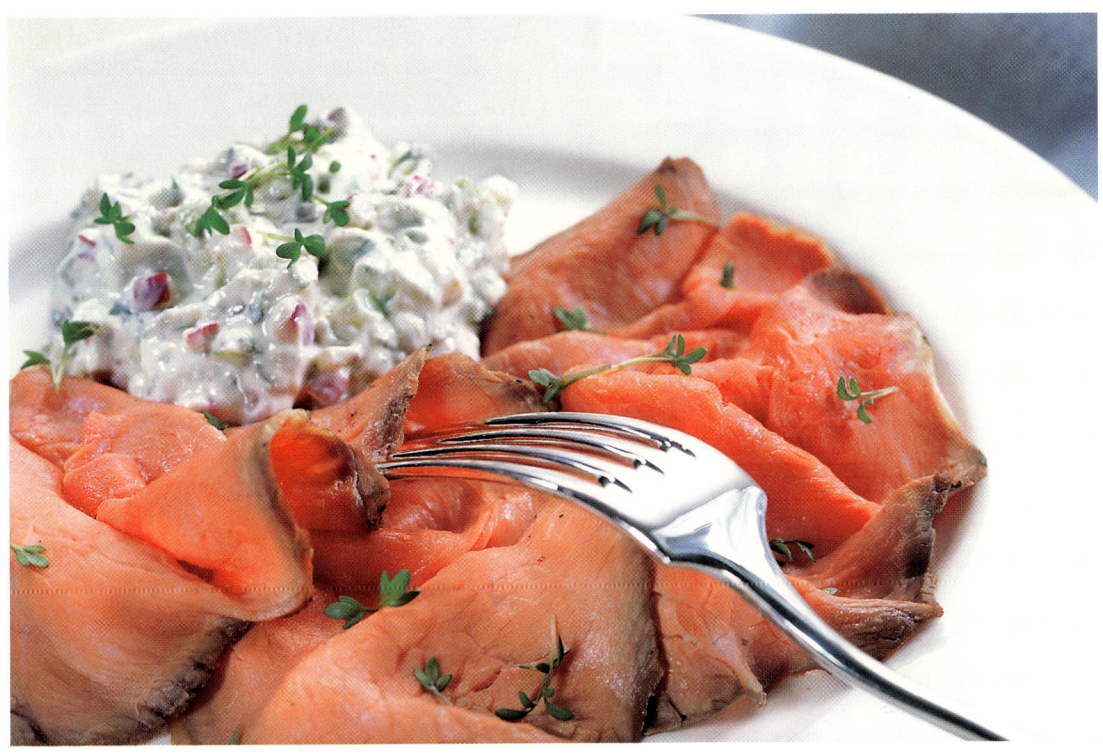

Roastbeef mit Gemüseremoulade

Für 4 Portionen

1 Bund Radieschen (etwa 300 g)
2 zarte Stangen Staudensellerie
1 Kästchen Kresse
200 g Quarkzubereitung
(0,2 % Fett)
1 TL süßer Senf
2 TL kalt gepresstes Olivenöl
1 TL Meerrettich (aus dem Glas)
Jodsalz, Pfeffer
12 Scheiben Roastbeefaufschnitt

🕐 **20 Minuten**

1 Die Radieschen und die Sellerie-stangen putzen, waschen und fein würfeln. Die Kresse abbrausen und die Blättchen abschneiden.

2 Den Quark mit Senf, Öl und Meer-rettich glatt rühren. Gemüsewürfel und Kresseblättchen darunter-mischen, salzen und pfeffern.

3 Die Roastbeefscheiben mit der Gemüseremoulade auf Tellern an-richten. Dazu passt Vollkornbrot.

Pro Portion: 1550/370 kJ/kcal
33 g Eiweiß • 21 g Fett
5 g Kohlenhydrate • 2 g Ballast-stoffe • 75 mg Cholesterin

Ein Klassiker in der fett-armen Version: feines Roastbeef und würzige Remoulade.

Das Gemüse für die Re-moulade lässt sich nach Lust und Jahreszeit variieren. Auch Mixed Pickles eignen sich gut.

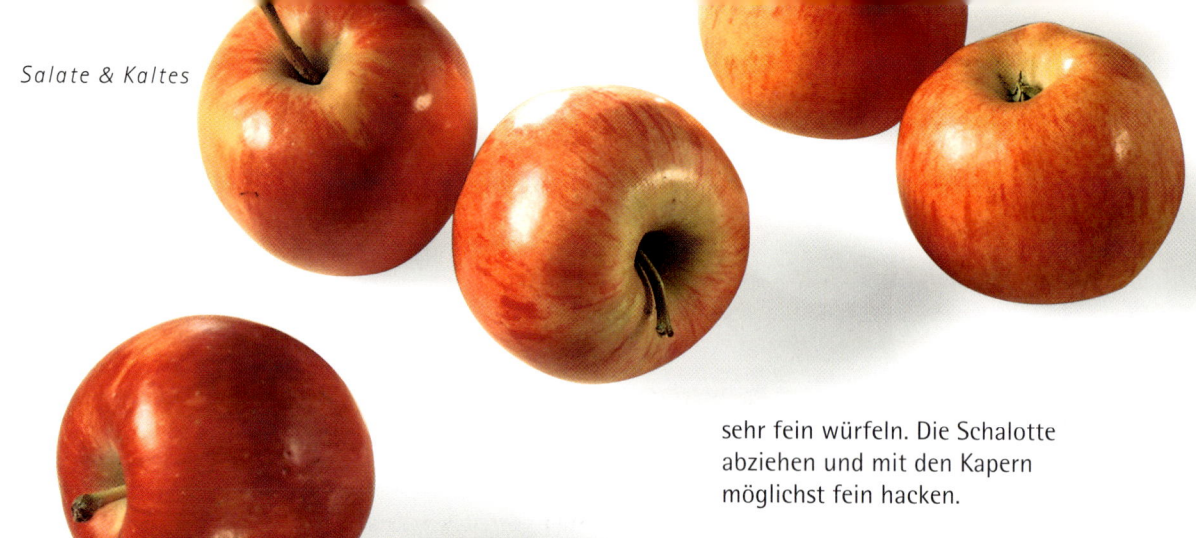

Elstar, Berlepsch, Gloster, Idared, Jonathan und Jonagold sind Apfel-sorten, die eine rote Schale entwickeln.

Halten Sie beim Einkauf Ausschau nach mög-lichst kleinen Kapern – sie schmecken am besten.

Matjes sind rohe, mit Salz haltbar gemachte Heringsfilets.

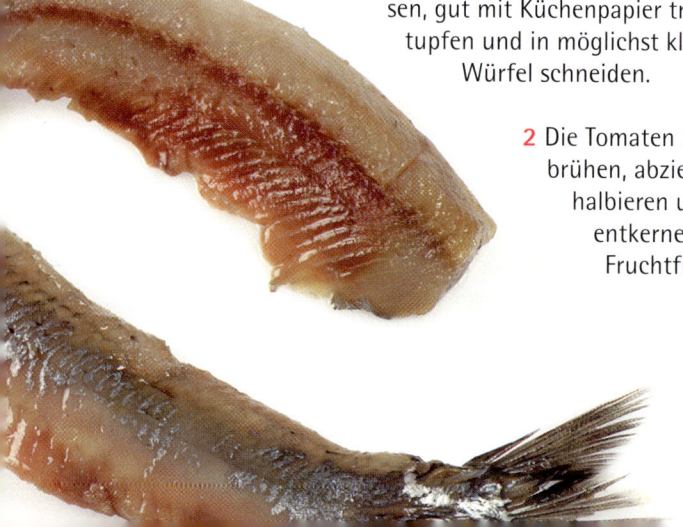

Raffiniert

Matjestatar auf Apfelscheiben

Für 4 Portionen
4 Matjesfilets (à etwa 100 g)
2 kleine Tomaten
1 Schalotte, 2 TL Kapern
2–3 EL Zitronensaft
Pfeffer, Jodsalz
3 Zweige Dill
4–5 kleine rotschalige Äpfel
2 EL saure Sahne

🕐 **25 Minuten**

1 Die Matjesfilets kurz kalt abbrau-sen, gut mit Küchenpapier trocken-tupfen und in möglichst kleine Würfel schneiden.

2 Die Tomaten über-brühen, abziehen, halbieren und entkernen. Das Fruchtfleisch

sehr fein würfeln. Die Schalotte abziehen und mit den Kapern möglichst fein hacken.

3 Matjes mit Tomaten, Schalotte, Kapern und 1 Esslöffel Zitronensaft vermischen. Das Tatar mit Pfeffer und wenig Salz abschmecken. Zuge-deckt 15 Minuten kühl stellen.

4 Inzwischen den Dill abbrausen und bis auf einige Spitzen fein hacken. Die Äpfel waschen, trocken-reiben und das Kerngehäuse ausste-chen. Äpfel in 1 Zentimeter dicke Scheiben schneiden und sofort mit restlichem Zitronensaft bepinseln.

5 Das Matjestatar eventuell noch-mals nachwürzen, auf den Apfel-scheiben verteilen, jeweils 1 Teelöf-fel saure Sahne darauf setzen und mit Dillspitzen garnieren.

Pro Portion: 598/143 kJ/kcal
4 g Eiweiß • 6 g Fett
15 g Kohlenhydrate • 4 g Ballast-stoffe • 29 mg Cholesterin

Tipp der Köchin

Das Matjestatar können Sie auch auf gekochten Kartoffelscheiben anrichten.

Preiswert

Tellersülze
mit Schweinebraten

Für 4 Portionen

10 Blatt weiße Gelatine

1/2 Bund gemischte Kräuter (Kerbel, Petersilie, Estragon, Schnittlauch)

800 ml kräftige Fleischbrühe

Jodsalz

Pfeffer

4–5 EL Weißweinessig

600 g kalter Schweinebraten ohne Kruste

150 g Staudensellerie

150 g Cocktailtomaten

🕐 30 Minuten
2 Stunden Kühlzeit

1 Die Gelatine 10 Minuten in kaltem Wasser einweichen. Die Kräuter abbrausen, trockentupfen und bis auf ein paar Blättchen hacken.

2 Etwas Brühe erhitzen, die Gelatine ausdrücken und unter Rühren darin auflösen. Restliche Brühe und 1 Esslöffel Kräuter unterrühren, mit Salz, Pfeffer und Essig kräftig abschmecken.

3 Die Brühe etwa 1/2 Zentimeter hoch in vier tiefe Teller gießen und im Kühlschrank in etwa 20 Minuten zu Gelee erstarren lassen.

4 In der Zwischenzeit den Braten in dünne Scheiben schneiden, diese halbieren oder in fingerbreite Streifen schneiden. Sellerie und Tomaten putzen und waschen. Den Sellerie in dünne Scheiben schneiden, die Tomaten vierteln.

5 Fleisch, Sellerie, Tomaten und restliche gehackte Kräuter auf dem erstarrten Gelee verteilen, dann behutsam die übrige Brühe darüber gießen. Die Tellersülze etwa 1 1/2 Stunden kalt stellen. Zum Servieren mit den Kräuterblättchen garnieren.

Pro Portion: 1430/343 kJ/kcal
33 g Eiweiß • 17 g Fett
7 g Kohlenhydrate • 2 g Ballaststoffe • 84 mg Cholesterin

Tipp der Köchin

Die Tellersülze lässt sich gut am Vortag zubereiten und über Nacht abgedeckt im Kühlschrank aufbewahren.

Den Schweinebraten können Sie gut gegen kalten Kalbsbraten, Putenbrustaufschnitt oder gegartes Hähnchenfleisch austauschen.

Übrig gebliebene Kräuter können Sie waschen, fein hacken und einfrieren.

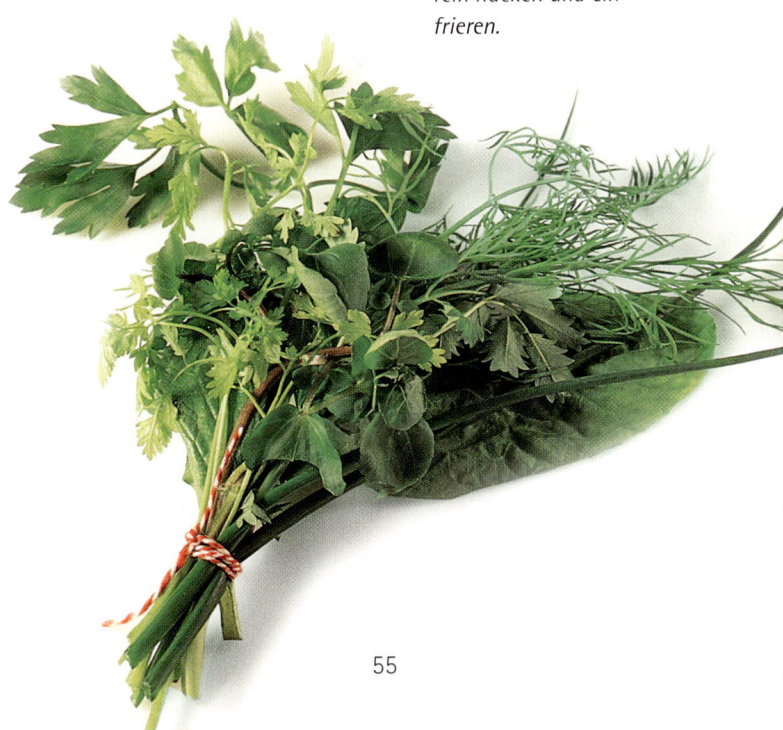

Raffiniertes auf die Schnelle

Sauerkrautnocken

Mit Orangensaft anstelle von Zitronensaft verleihen Sie vielen Gerichten eine fruchtige, leicht süße Note.

Für 4 Portionen

300 g mildes Sauerkraut (frisch oder aus der Dose)
1/2 fester Zucchino
1 rotschaliger Apfel
2–3 EL Zitronensaft
1 Bund glatte Petersilie
1 EL Walnusskerne
250 g Magerquark
2 TL Nussöl
Jodsalz, Pfeffer
4 Tomaten

Die leichten Nocken aus Sauerkraut können Sie prima vorbereiten und Ihren Gästen als Vorspeise servieren.

🕐 **40 Minuten**

1 Sauerkraut in einem Sieb abtropfen lassen. Inzwischen den Zucchino putzen und waschen. Den Apfel waschen, trockenreiben, vierteln und entkernen. Zucchino und Apfelviertel in eine Schüssel raspeln, mit 1 Esslöffel Zitronensaft mischen.

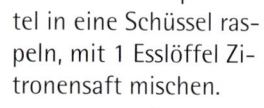

2 Petersilie abbrausen, trockenschütteln, die Blättchen abzupfen und fein hacken. Das Sauerkraut ebenfalls fein hacken. Sauerkraut und die Hälfte der gehackten Petersilie mit der Zucchino-Apfel-Mischung vermischen.

3 Die Walnusskerne in einer Handmühle fein mahlen. Den Quark mit Öl, Nüssen, restlichem Zitronensaft, Salz und Pfeffer glatt rühren. Unter das Sauerkraut mischen. Die Masse abschmecken und zugedeckt kurz kalt stellen.

4 Die Tomaten waschen, trockenreiben und quer in Scheiben schneiden. Zum Servieren aus der Sauerkrautmasse mit zwei Esslöffeln Nocken abstechen, mit den Tomaten auf Tellern anrichten und mit restlicher Petersilie bestreut servieren. Dazu getoastetes Mehrkornbrot reichen.

Pro Portion: 568/135 kJ/kcal
12 g Eiweiß • 4 g Fett
10 g Kohlenhydrate • 4 g Ballaststoffe • 0,5 mg Cholesterin

Tipp der Köchin

Bevorzugen Sie frisches Sauerkraut aus dem Fass, das von September bis Mitte April angeboten wird. Frisches Sauerkraut ist besonders gesund, denn es enthält rund 60 Prozent mehr Vitamin C, K, B6 und Folsäure als konserviertes Sauerkraut.

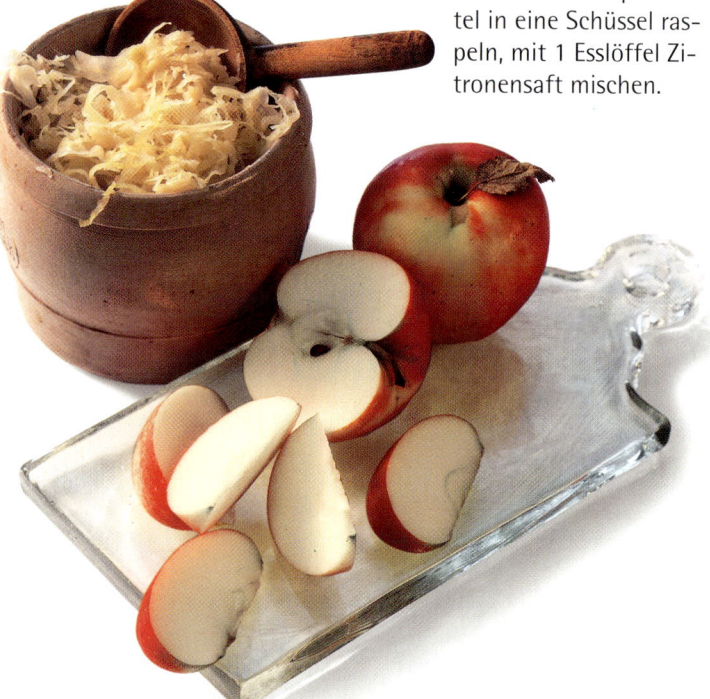

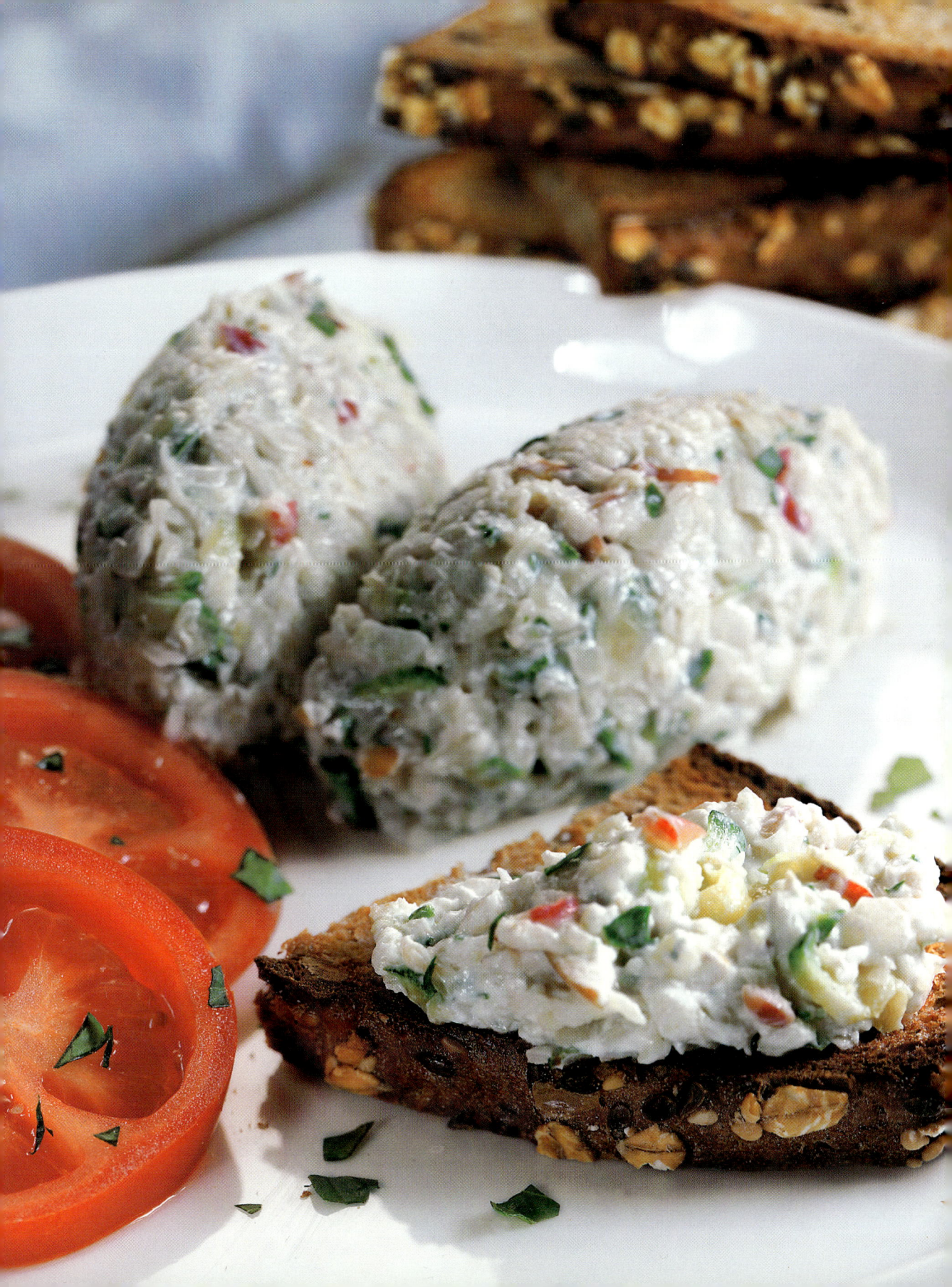

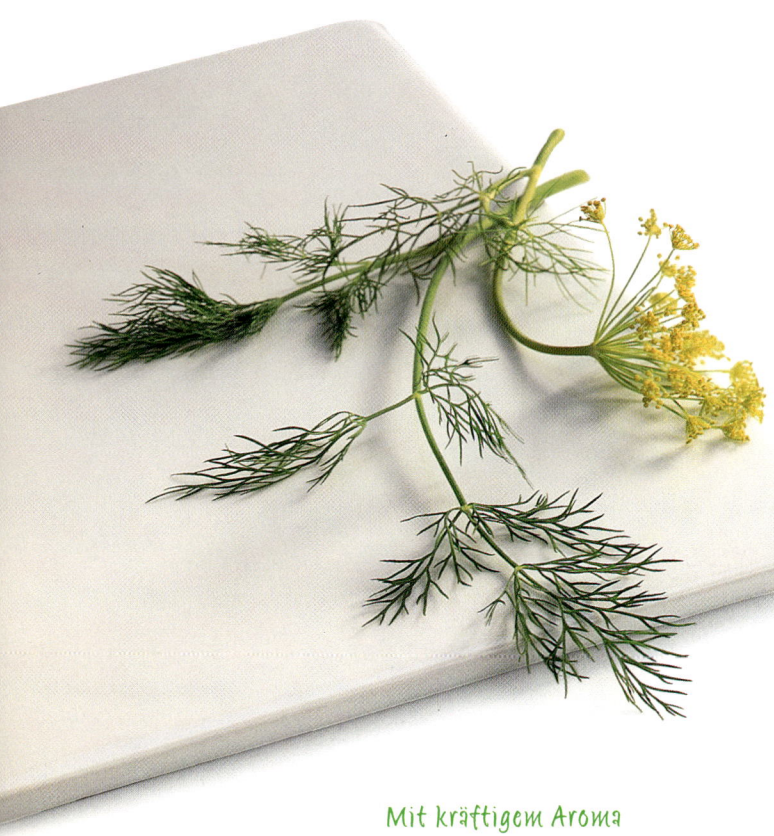

2 Die Wacholderbeeren mit einer Gabel oder einer Messerklinge leicht zerdrücken. Die Peperoni vierteln, putzen, waschen und nach Belieben entkernen (die Kerne sind besonders scharf). Beides mit Salz, Pfeffer, Essig und Öl in einer Schüssel verrühren. Den Knoblauch abziehen und dazupressen.

3 Die Marinade über den Käse und die Kräuter gießen. Zugedeckt an einem kühlen Ort mindestens 2 Stunden durchziehen lassen.

4 Den Salat putzen, waschen, trockenschleudern und die Blätter in mundgerechte Stücke zupfen.

5 Die Käsescheiben aus der Marinade heben, etwas abtropfen lassen und mit den Kräutern und den Salatblättern auf Tellern anrichten. Mit etwas Marinade beträufeln und sofort servieren.

Pro Portion: 636/151 kJ/kcal
24 g Eiweiß • 4 g Fett
2 g Kohlenhydrate • 1 g Ballaststoffe • 2 mg Cholesterin

Tipp der Köchin

Harzer ist ein Sauermilchkäse. Besonderer Vorteil: sehr eiweißreich, dabei aber arm an Fett und Kalorien. Ebenfalls für dieses Gericht geeignet sind Handkäse, Korbkäse oder Graukäse, eine österreichische Spezialität.

Mit kräftigem Aroma

Marinierter Harzer

Das geschmacksgebende ätherische Öl im Dill verleiht der Marinade für den Harzer Käse ein leicht süßliches Aroma.

Für 4 Portionen
300 g Harzer Käse
je 2 Zweige Dill und Petersilie
4 Wacholderbeeren
1 frische rote Peperoni
Jodsalz, grob gemahlener Pfeffer
6 EL Weißweinessig, 3 EL Rapsöl
1 Knoblauchzehe
1 Kopf Batavia- oder Eichblattsalat

🕐 15 Minuten
2 Stunden Marinierzeit

Harzer Käse ist ein idealer Fatburner und Fitmacher, denn er liefert reichlich hochwertiges Eiweiß und besonders viel Kalzium.

1 Den Käse in dünne Scheiben schneiden. Die Kräuter abbrausen und trockentupfen. Käse und Kräuter in eine Auflaufform legen.

Für Gäste

Artischocken mit Zitronendip

Für 4 Portionen
2 unbehandelte Zitronen
Jodsalz, 4 große Artischocken
100 g fettreduzierter Frischkäse
100 ml fettarme Milch
125 g Magerquark
1 EL kalt gepresstes Olivenöl
2 EL frisch gehackte Kräuter
Pfeffer

🕐 20 Minuten
30–40 Minuten Garzeit

1 Die unbehandelten Zitronen waschen, die Schale fein abreiben. Beide Zitronen auspressen.

2 Reichlich Salzwasser mit 4 Esslöffeln Zitronensaft aufkochen.

3 Die Artischockenstiele abbrechen. Die Schnittstellen sofort mit etwas Zitronensaft bepinseln. Die äußeren Blattspitzen gerade abschneiden. Die Artischocken im Wasser 30 bis 40 Minuten leicht kochen lassen.

4 Frischkäse mit Milch, Quark, Öl und 5 Esslöffeln Zitronensaft glatt und cremig rühren. Zitronenschale und die Kräuter darunter mischen. Pfeffern.

5 Artischocken aus dem Wasser heben, mit dem Boden nach oben kurz abtropfen lassen. Mit dem Zitronendip servieren.

Pro Portion: 524/126 kJ/kcal
12 g Eiweiß • 5 g Fett
7 g Kohlenhydrate • 14 g Ballaststoffe • 9 mg Cholesterin

Imbiss zum Wein

Leberwurstcrostini

Für 4 Portionen
125 g Mixed Pickles (aus dem Glas)
125 g fettarme Geflügelleberwurst
2 EL Einlegesud der Pickles
2 EL gehackte Petersilie
Jodsalz, Pfeffer
6 Cocktailtomaten
12 Scheiben Mehrkornbaguette

🕐 20 Minuten

1 Abgetropfte Mixed Pickles sehr fein hacken.

2 Die Leberwurst mit dem Sud verrühren, Mixed Pickles und Petersilie darunter mischen. Mit Salz und gemahlenem Pfeffer abschmecken.

3 Cocktailtomaten waschen und quer halbieren. Die Brotscheiben toasten und mit der Leberwurstpaste bestreichen. Leberwurstcrostini mit Tomatenhälften garniert servieren.

Pro Portion: 816/192 kJ/kcal
10 g Eiweiß • 7 g Fett
23 g Kohlenhydrate
5 g Ballaststoffe
14 mg Cholesterin

Wurst aus Schweinefleisch enthält viel gesättigte Fettsäuren. Greifen Sie deshalb besser zur gesünderen Geflügelwurst.

Die in Essigmarinade eingelegten Mixed Pickles (z. B. Zwiebeln, Blumenkohl, Gurken, Maiskölbchen) reicht man zu kaltem Fleisch und Schinken.

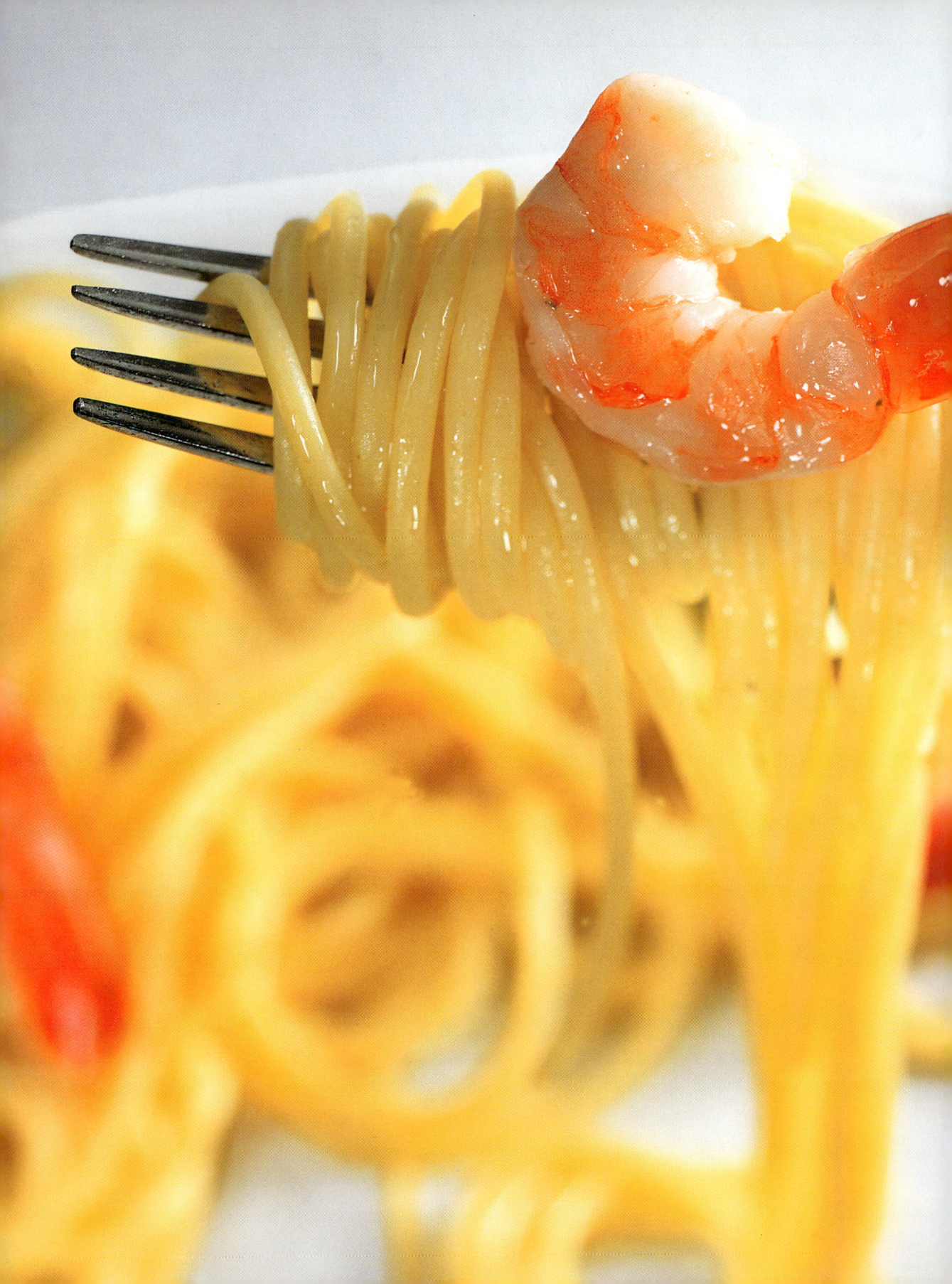

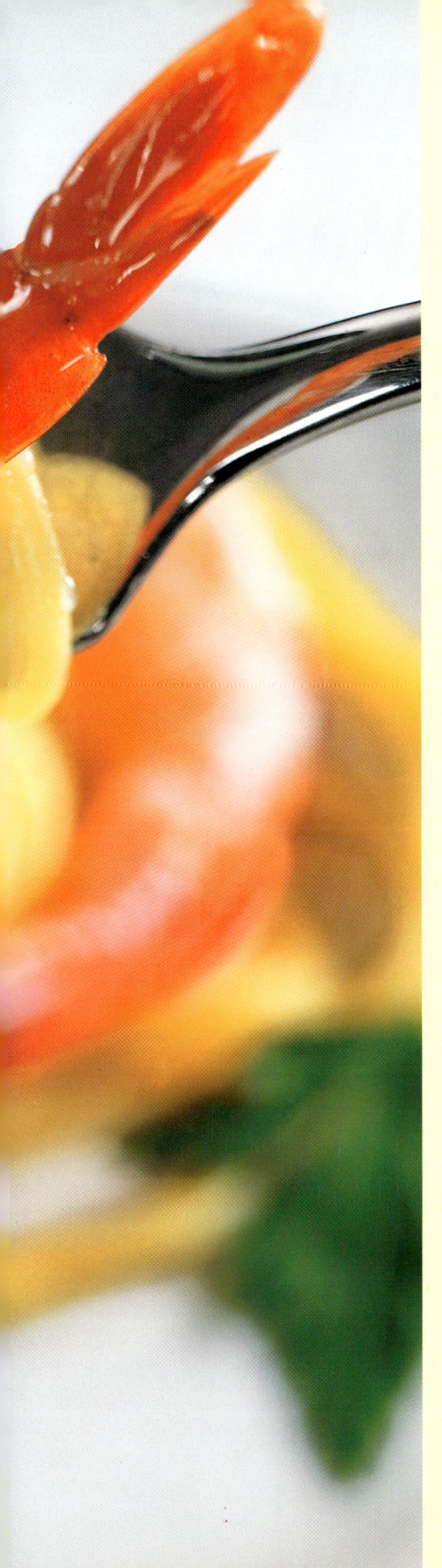

Haupt-
gerichte

Folgen Sie dem Trend der modernen Ernährung, und essen Sie mindestens zweimal pro Woche Fisch oder Meeresfrüchte mit viel frischem Gemüse oder Salat und zweimal Vegetarisches. Denn das ist das Beste, was Sie für Ihre Gesundheit und Ihre Figur tun können. Natürlich gehört auch eine fettsparende und vitaminschonende Zubereitung dazu, ebenso wie topfrische Zutaten von bester Qualität. Sie werden staunen, wie mühelos Ihre Pfunde dahinschmelzen und wie viel Genuss Ihnen diese vielseitige und leichte Küche bereitet.

Würzig

Kabeljaukoteletts mit Senfsahne

Für 4 Portionen
1 kg Brokkoli, Jodsalz
1 Zwiebel, 100 ml Gemüsebrühe
1 TL Butter
Pfeffer, Muskatnuss
1 Zitrone
4 Kabeljaukoteletts (à etwa 200 g)
1 Stück Bratschlauch
125 g saure Sahne
1–2 EL körniger Senf
1–2 Tropfen Ahornsirup

🕐 40 Minuten
25 Minuten Garzeit

1 Den Brokkoli in kleine Röschen teilen, putzen und waschen. Die Stiele abschneiden, schälen und klein würfeln. Brokkoliröschen in Salzwasser 3 Minuten blanchieren, abgießen, kalt abschrecken und abtropfen lassen.

2 Die Zwiebel abziehen und fein würfeln. Die Brühe mit Butter aufkochen, Zwiebel und Brokkolistiele darin 4 Minuten kochen

lassen. Mit Pfeffer und frisch geriebener Muskatnuss würzen.

3 Den Backofen auf 175 °C (Umluft 150 °C, Gas Stufe 2) vorheizen. Die Zitrone schälen und filetieren. Fischkoteletts waschen, trockentupfen, salzen und pfeffern.

4 Vom Bratschlauch etwa 50 Zentimeter abschneiden. Ein Ende nach Packungsangabe verschließen. Die Brokkolistiele samt Brühe, Brokkoliröschen und Zitronenfilets darin verteilen. Die Fischkoteletts nebeneinander auf das Gemüse legen und das Folienende gut verschließen.

5 Den Bratschlauch oben 1- bis 2-mal einstechen, auf den kalten Rost legen und die Fettpfanne darunter schieben. Den Fisch im Backofen 25 Minuten garen.

6 Saure Sahne und Senf glatt rühren, mit Salz, Pfeffer und Ahornsirup abschmecken. Fisch und Gemüse portionsweise anrichten, die Senfsahne über dem Fisch verteilen.

Pro Portion: 1168/280 kJ/kcal
42 g Eiweiß • 6 g Fett
7 g Kohlenhydrate • 6 g Ballaststoffe • 115 mg Cholesterin

Tipp der Köchin

Statt mit Zitronen können Sie den Fisch mit Filets von 1 Orange oder 1 kleinen rosa Grapefruit zubereiten.

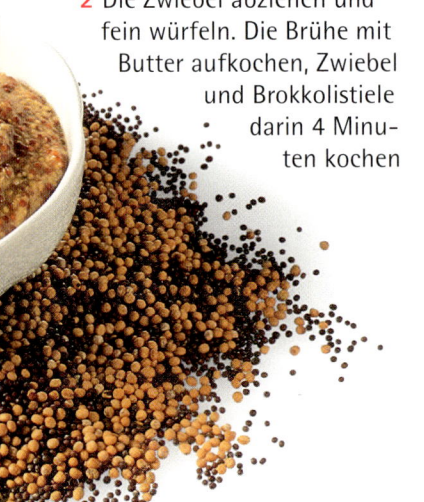

Gelingt leicht

Muscheln im Weißweinsud

Für 4 Portionen

2,5 kg Muscheln (Miesmuscheln oder Venusmuscheln)

2 Zwiebeln, 3–4 Knoblauchzehen

2 Stangen Staudensellerie

200 g Möhren, 1 Stange Porree

2 EL Rapsöl

500 ml trockener Weißwein

1–2 Lorbeerblätter

1 Stück Zimtstange

Jodsalz, Pfeffer

1 Bund glatte Petersilie

🕐 **45 Minuten**

1 Die Muscheln abbrausen und abbürsten. Eventuell vorhandene Bärte entfernen. Muscheln abtropfen lassen, geöffnete Exemplare aussortieren und wegwerfen.

2 Die Zwiebeln und den Knoblauch abziehen, grob hacken. Sellerie, Möhren und Porree putzen, waschen und in Würfel schneiden.

3 In einem sehr großen Topf das Öl erhitzen. Zwiebeln und Knoblauch darin glasig dünsten. Gemüse hinzufügen und kurz mitdünsten. Wein und 250 Milliliter Wasser dazugießen. Lorbeerblätter, Zimt, Salz und reichlich Pfeffer dazugeben.

4 Alles aufkochen lassen. Die Muscheln in den Topf geben, zugedeckt bei mittlerer Hitze etwa 10 Minuten garen, bis sie sich geöffnet haben, dabei den Topf öfter rütteln.

5 Die Petersilie abbrausen, trocken tupfen und grob hacken. Alle noch geschlossenen Muscheln aus dem Sud fischen und wegwerfen. Petersilie unter die Muscheln heben, die Muscheln im Sud anrichten.

Pro Portion: 1621/383 kJ/kcal
33 g Eiweiß • 10 g Fett
17 g Kohlenhydrate • 4 g Ballaststoffe • 275 mg Cholesterin

Tipp der Köchin

Frische Muscheln haben von September bis April Saison. Es gibt sie ungeputzt oder schon vorgeputzt zu kaufen. Ungeputzte sind um etwa 20 Prozent preiswerter, brauchen aber mehr Zeit fürs Vorbereiten. Vorbereitete Muscheln kalt stellen und nicht länger als 6 Stunden bis zum Kochen aufbewahren.

Muscheln sind ein besonders kalorienarmer, weil fettarmer Genuss. Zudem liefern sie viel Eiweiß und jede Menge an den Mineralien Eisen, Zink, Fluor und Jod.

Unbedingt beachten: Muscheln, die vor dem Kochen schon offen sind und solche, die sich nach dem Kochen nicht geöffnet haben, sind ungenießbar. Bitte werfen Sie sie weg.

Beliebt bei Kindern

Gefüllte Pfannkuchen

Für 4 Portionen
Für die Pfannkuchen:
180 g Weizenmehl, Type 1050
1/2 TL Jodsalz
300 ml fettarme Milch
3 Eier, 100 ml Mineralwasser
Für die Füllung:
1 Bund Frühlingszwiebeln
1 Bund glatte Petersilie
100 g Putenbrustaufschnitt
400 g körniger Frischkäse
Jodsalz, Pfeffer
1 EL Öl zum Ausbacken, 2 TL Butter
3 EL Mango-Chutney (aus dem Glas)
Cayennepfeffer

🕐 **70 Minuten**

1 Für die Pfannkuchen das Mehl mit
dem Salz und der Milch verrühren,
die Eier unterschlagen. Den Teig mit
dem Mineralwasser glatt rühren und
20 Minuten ausquellen lassen.

2 Inzwischen die Frühlingszwiebeln
waschen, putzen und schräg in Ringe schneiden. Die Petersilie waschen und hacken. Den Aufschnitt
in kurze, feine Streifen schneiden.
Den Frischkäse mit Salz und Pfeffer
würzen, mit der Petersilie mischen.

3 Eine beschichtete Pfanne
mit wenig Öl ausreiben und
erhitzen. Jeweils 1/8 des
Pfannkuchenteiges in die
Pfanne geben, darin verteilen und bei mittlerer Hitze

auf jeder Seite goldgelb backen. Die
fertigen Pfannkuchen warm stellen.
Auf diese Weise 7 weitere Pfannkuchen backen und warm halten.

4 Die Butter in der Pfanne erhitzen.
Die Frühlingszwiebeln darin andüns-
ten. Das Mango-Chutney einrühren.
Mit Salz und Cayennepfeffer würzen.

5 Die Pfannkuchen jeweils mit
Frischkäse bestreichen, Frühlings-
zwiebelmasse und Putenbrust darauf verteilen und die Pfannkuchen
zusammenklappen.

Pro Portion: 1758/420 kJ/kcal
32 g Eiweiß • 15 g Fett
39 g Kohlenhydrate • 3 g Ballaststoffe • 255 mg Cholesterin

Asiatisch inspiriert

Rotbarsch
auf Ingwer-Wirsing

Für 4 Portionen
1 kg Wirsing
1 walnussgroßes Stück Ingwer
1 Zwiebel, 1 Knoblauchzehe
750 g Rotbarschfilet
2 TL Zitronensaft
Jodsalz, Pfeffer
1 TL Paprikapulver
1 EL Sonnenblumenöl
250 ml Gemüsebrühe
1 Bund Petersilie
150 g Vollmilchjoghurt

🕐 **45 Minuten**

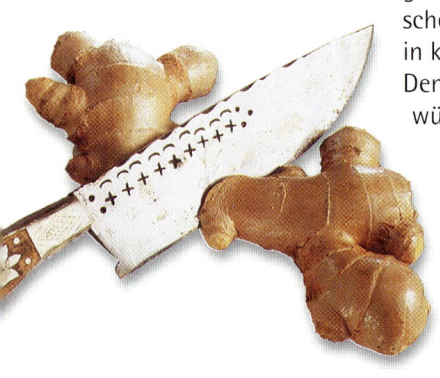

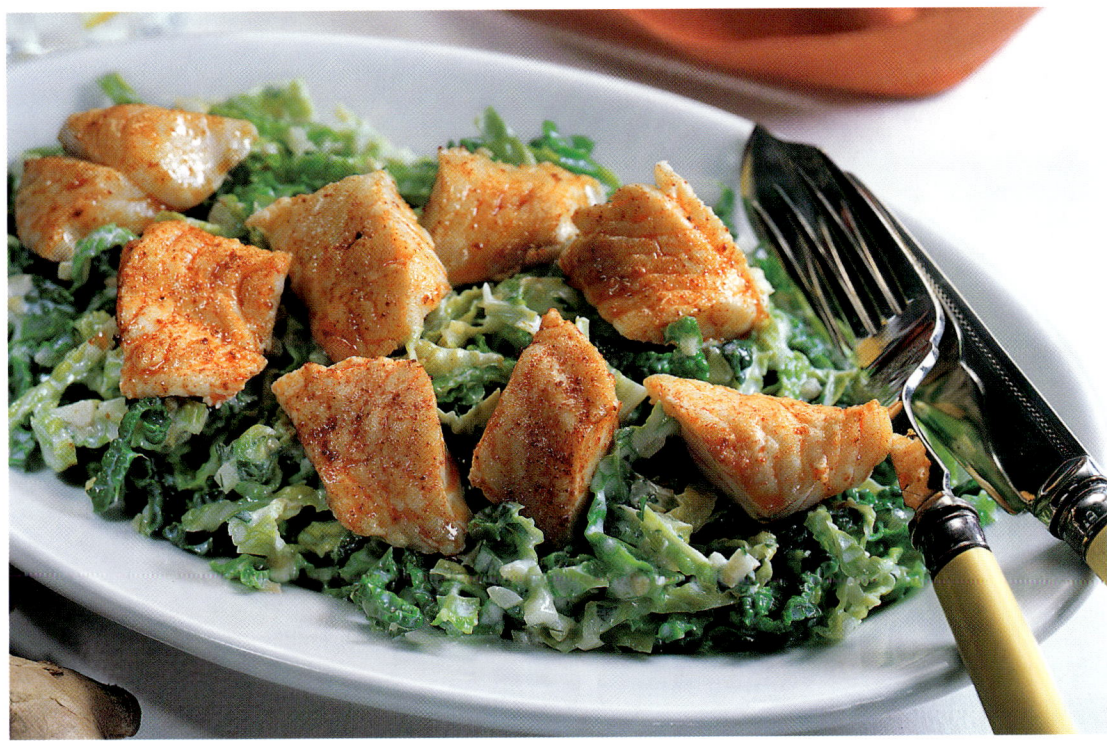

1 Den Wirsing putzen, waschen und in feine, kurze Streifen schneiden. Ingwer schälen und fein reiben. Zwiebel und Knoblauch abziehen und sehr fein hacken.

2 Das Fischfilet waschen, mit Küchenpapier trockentupfen und in mundgerechte Stücke schneiden. Fischstücke mit Zitronensaft beträufeln und mit Salz, Pfeffer und Paprikapulver würzen.

3 Das Öl in einer großen beschichteten Pfanne erhitzen. Ingwer, Zwiebel und Knoblauch darin unter Rühren anbraten. Wirsing und Brühe in die Pfanne geben, mit Salz und Pfeffer würzen. Alles aufkochen und zugedeckt 2 Minuten leise kochen lassen.

4 Die Fischstücke auf den Wirsing legen und zugedeckt bei schwacher Hitze in 4 bis 5 Minuten garen. Herausheben und warm stellen.

5 Die Petersilie abbrausen, trockentupfen und fein schneiden. Mit dem Joghurt unter den Wirsing rühren, abschmecken. Rotbarschstücke auf dem Wirsing servieren.

Pro Portion: 1460/348 kJ/kcal
42 g Eiweiß • 13 g Fett
11 g Kohlenhydrate • 6 g Ballaststoffe • 136 mg Cholesterin

Ganz sanft und schonend gart das Rotbarschfilet auf dem asiatisch gewürzten Wirsing.

Alle Kohlsorten haben einen hohen Gehalt an Vitamin C, das beim Fettabbau dringend benötigt wird.

Für Gäste

Schollenfilets mit grünem Spargel

Für die entschlackende Wirkung des Spargels ist der Inhaltsstoff Asparagin zuständig, der die Nierentätigkeit anregt. Spargel enthält außerdem eine große Menge an Ballaststoffen und an Kalium.

Für 4 Portionen

800 g grüner Spargel
Jodsalz
1 unbehandelte Zitrone
600–800 g Schollenfilets (frisch oder tiefgekühlt)
Pfeffer
1 Döschen Safran (0,2 g)
1 TL Mehl
2 TL Butter
100 ml fettarme Milch
100 g saure Sahne
2 EL Petersilienblättchen

🕐 **30 Minuten**

1 Den Spargel waschen, nur das untere Drittel schälen, die Stangen halbieren und in 500 Milliliter gesalzenem Wasser 5 Minuten garen.

2 Die Zitrone heiß waschen, trockenreiben und 2 Teelöffel Schale fein abreiben, die Zitrone auspressen. Frische oder aufgetaute Schollenfilets waschen, mit Küchenpapier trockentupfen und längs halbieren. Mit etwas Zitronensaft, Salz und Pfeffer würzen. Nebeneinander auf eine Platte legen.

Grüner Spargel hat einen intensiveren Geschmack und ist schneller vorbereitet als weißer Spargel.

3 Spargelstangen aus dem Sud heben, warm stellen. Vom Sud 200 Milliliter abmessen, den Safran einrühren.

4 Die Platte mit den Fischfilets auf einen Dämpfeinsatz stellen, Filets über dem restlichen Spargelsud zugedeckt in 8 bis 10 Minuten garen.

5 In der Zwischenzeit das Mehl in der Butter anschwitzen, mit dem Spargel-Safran-Sud ablöschen, Milch dazugeben und alles 5 Minuten unter Rühren leicht kochen lassen. Von der Kochstelle nehmen, Zitronenschale und saure Sahne einrühren. Die Sauce mit Salz, Pfeffer und restlichem Zitronensaft abschmecken.

6 Die Schollenfilets mit der Safransauce, den Spargelstangen und den Kräuterblättchen auf vorgewärmten Tellern anrichten. Dazu schmecken Pell- oder Salzkartoffeln.

Pro Portion: 847/202 kJ/kcal
26 g Eiweiß • 6 g Fett
6 g Kohlenhydrate • 3 g Ballaststoffe • 78 mg Cholesterin

Tipp der Köchin

Safran verleiht den Gerichten eine markante gelbe Farbe und einen leicht bittersüßen Geschmack.

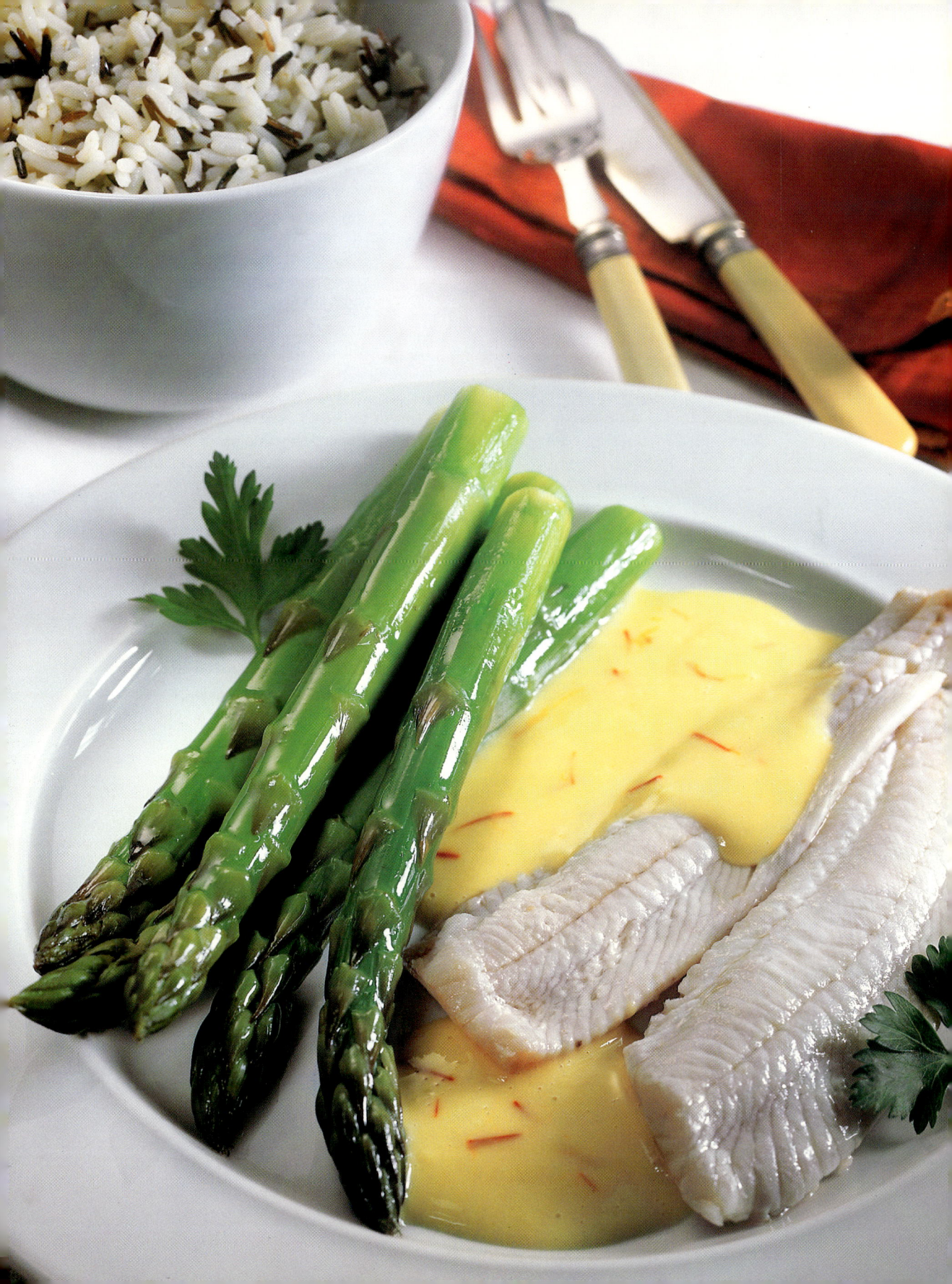

Schmeckt nach Urlaub

Spaghetti mit Garnelen

Garnelen gehören zu den Schal- und Krustentieren. Große Garnelen werden in Deutschland Riesengarnelen, Gambas oder King Prawns genannt, kleine Garnelen heißen Shrimps.

Für 4 Portionen

3 rote Paprikaschoten
500 g Spaghetti
(am besten Vollkornspaghetti)
Jodsalz
300–400 g gekochte
und ausgelöste Garnelen
4 EL Sherryessig
1 EL Aceto Balsamico
8 EL frisch gepresster Orangensaft
100 ml heiße Gemüsebrühe
3 EL kalt gepresstes Olivenöl
Cayennepfeffer
1 Knoblauchzehe

🕐 **40 Minuten**

1 Backofen auf 200 °C (Umluft 180 °C, Gas Stufe 3–4) vorheizen. Paprikaschoten vierteln, putzen und waschen. Mit der Hautseite nach oben auf einen Rost legen und im Backofen (mittlere Einschubleiste) 15 bis 20 Minuten backen, bis die

Haut Blasen wirft. Paprikaviertel in ein nasses Küchentuch wickeln und abkühlen lassen.

2 Spaghetti in reichlich kochendem Salzwasser nach Packungsangabe bissfest kochen.

3 In der Zwischenzeit die Garnelen abbrausen und trockentupfen. Aus beiden Essigsorten, Orangensaft, Brühe, Öl, Salz und Cayennepfeffer eine kräftige Marinade rühren. Den Knoblauch abziehen und dazupressen.

4 Paprikaschoten häuten und längs in dünne Streifen schneiden. Paprika, Garnelen und Marinade vermischen, unter die abgegossenen und abgetropften Spaghetti mischen.

Pro Portion: 2713/648 kJ/kcal
35 g Eiweiß • 15 g Fett
82 g Kohlenhydrate • 13 g Ballaststoffe • 245 mg Cholesterin

Tipp der Köchin

Die Spaghetti in etwa 5 Liter kochendes Salzwasser ohne Öl geben. Beachten Sie die Kochzeit auf der Packung, und rühren Sie die Spaghetti immer mal wieder um. Sind die Nudeln gar, schütten Sie sie in ein Sieb und lassen sie dann nur kurz abtropfen.

Teigwaren aus Hartweizengrieß sowie Vollkornteigwaren haben mehr Biss als Eierteigwaren und sind cholesterinfrei.

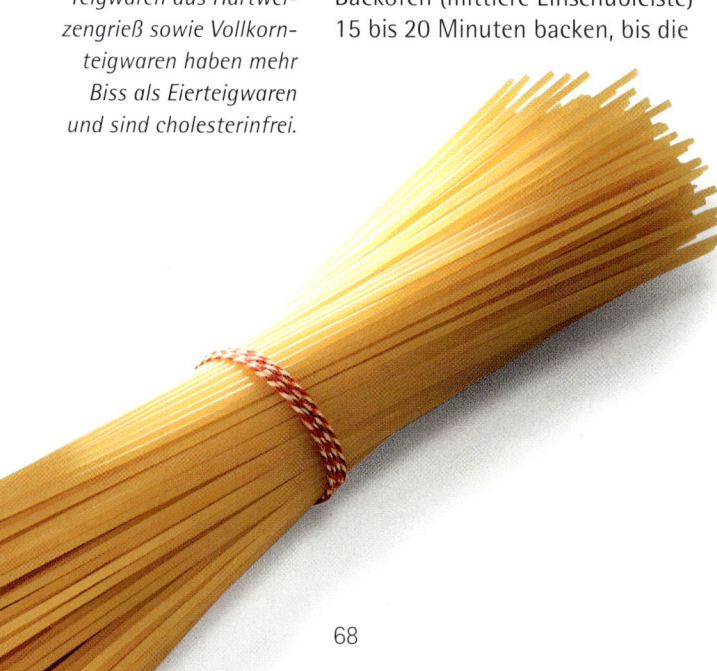

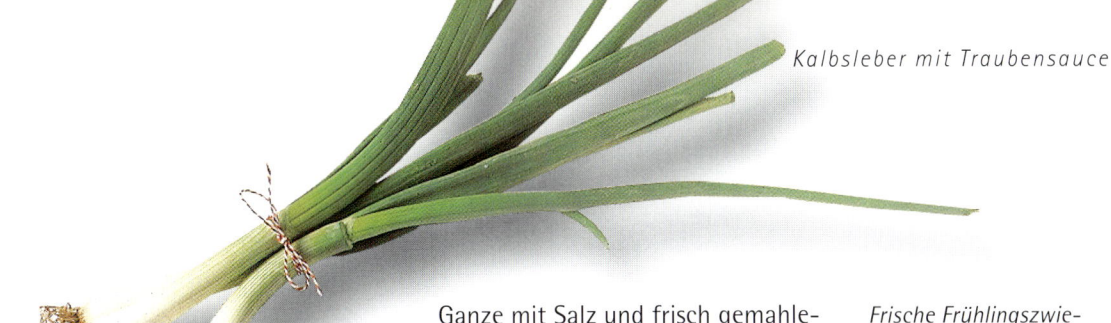

Raffiniert

Kalbsleber mit Traubensauce

Für 4 Portionen
4 Scheiben Kalbsleber à 125 g
3 Frühlingszwiebeln
200 g helle und blaue Trauben
1 1/2 EL Olivenöl
150 ml Gemüsebrühe
1 TL Thymian
Jodsalz, Pfeffer
etwas Mehl zum Bestäuben
3 EL Aceto Balsamico

🕐 **30 Minuten**

1 Die Kalbsleberscheiben kurz waschen und trockentupfen, von Häuten und Sehnen befreien. Die Frühlingszwiebeln putzen, waschen, längs halbieren und schräg in 2 Zentimeter große Stücke schneiden. Trauben waschen, halbieren und eventuell entkernen.

2 Die Hälfte des Öls in einem Topf erhitzen, die Frühlingszwiebeln darin andünsten. Die halbe Menge Brühe und den Thymian dazugeben, die Zwiebeln zugedeckt bei schwacher Hitze 2 Minuten garen. Das

Ganze mit Salz und frisch gemahlenem Pfeffer würzen.

3 Restliches Öl in einer beschichteten Pfanne erhitzen. Die Leberscheiben dünn mit Mehl bestäuben und auf jeder Seite 1 Minute braten. Mit Salz und Pfeffer würzen. Leber mit restlicher Brühe und dem Essig ablöschen. Die Trauben dazugeben und heiß werden lassen, die Sauce abschmecken.

4 Leberscheiben mit Traubensauce und Zwiebelgemüse auf vorgewärmten Tellern anrichten. Dazu passt am besten Kartoffelpüree.

Pro Portion: 1147/274 kJ/kcal
26 g Eiweiß • 11 g Fett
14 g Kohlenhydrate • 1 g Ballaststoffe • 450 mg Cholesterin

Frische Frühlingszwiebeln sollten knackige, gleichmäßig grüne Blätter haben.

Leber enthält Taurin, das dafür sorgt, dass die Hirnanhangsdrüse beispielsweise das Wachstumshormon produziert, das beim Abspecken hilft.

Für die Traubensauce sollten Sie gleich zu kernlosen Trauben greifen.

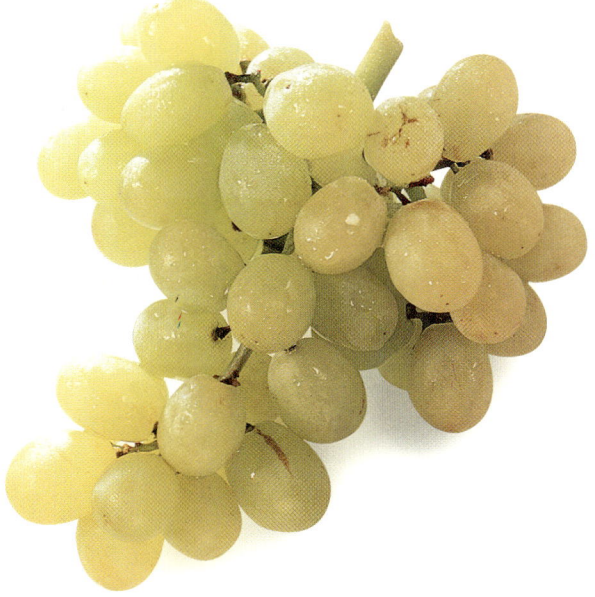

Wenn Sie einen Wok besitzen, bereiten Sie das Geschnetzelte darin zu. Im Wok gelingt Gebratenes mit wenig Fett ganz besonders gut.

Fein und leicht

Süßsaures Hähnchengeschnetzeltes

Für 4 Portionen
400 g Hähnchenbrust
3 EL helle Sojasauce
2 EL Zitronensaft
2 TL Speisestärke, 1 Zwiebel
2 rote Paprikaschoten
300 g kleine Zucchini
300 g frisches Ananasfleisch
3–4 EL milder Weißweinessig
1 1/2 TL Zucker
5 EL Tomatenketchup
1 1/2 EL Öl, Jodsalz
einige Tropfen Tabasco

🕐 40 Minuten

1 Die Hähnchenbrust waschen, trockentupfen und in dünne Scheiben schneiden. Sojasauce mit Zitronensaft, 1 Teelöffel Stärke und 2 Esslöffeln Wasser zur Marinade verrühren und unter die Fleischscheiben mischen. Zugedeckt 20 Minuten ziehen lassen.

Frische Ananasfrüchte enthalten das Enzym Bromelin, das den Stoffwechsel ankurbelt.

2 Die Zwiebel abziehen, in dünne Ringe schneiden. Paprika vierteln, putzen, waschen und in Streifen schneiden. Die Zucchini putzen, waschen und würfeln. Das Ananasfleisch in kleine Stücke schneiden. Essig mit restlicher Stärke, Zucker, Tomatenketchup und 4 Esslöffeln Wasser verrühren.

3 In einer Pfanne 1 Esslöffel Öl erhitzen. Das marinierte Fleisch darin bei starker Hitze unter Rühren 2 Minuten braten. Herausnehmen und warm stellen. Restliches Öl in die Pfanne geben, Zwiebel, Paprika und Zucchini darin 4 Minuten braten.

4 Fleischscheiben, Ananasstücke und die angerührte Gewürzmischung zum Gemüse geben, alles bei starker Hitze 2 Minuten unter Rühren kochen lassen. Das Geschnetzelte mit Salz und Tabasco abschmecken. Dazu passt körnig gekochter Natur- oder Basmatireis.

Pro Portion: 1133/270 kJ/kcal
27 g Eiweiß • 5 g Fett
24 g Kohlenhydrate • 4 g Ballaststoffe • 60 mg Cholesterin

Braucht etwas Zeit

Putenkeulen aus dem Römertopf

Für 4 Portionen
2 Putenunterkeulen (à etwa 600 g)
Jodsalz, Pfeffer
1 TL Paprikapulver, edelsüß
1 Zwiebel
1–2 Knoblauchzehen
2 Bund Suppengrün
1/2 TL Thymian
250 ml Geflügelbrühe
2 EL Kaffeesahne

🕐 40 Minuten
1 Stunde Garzeit

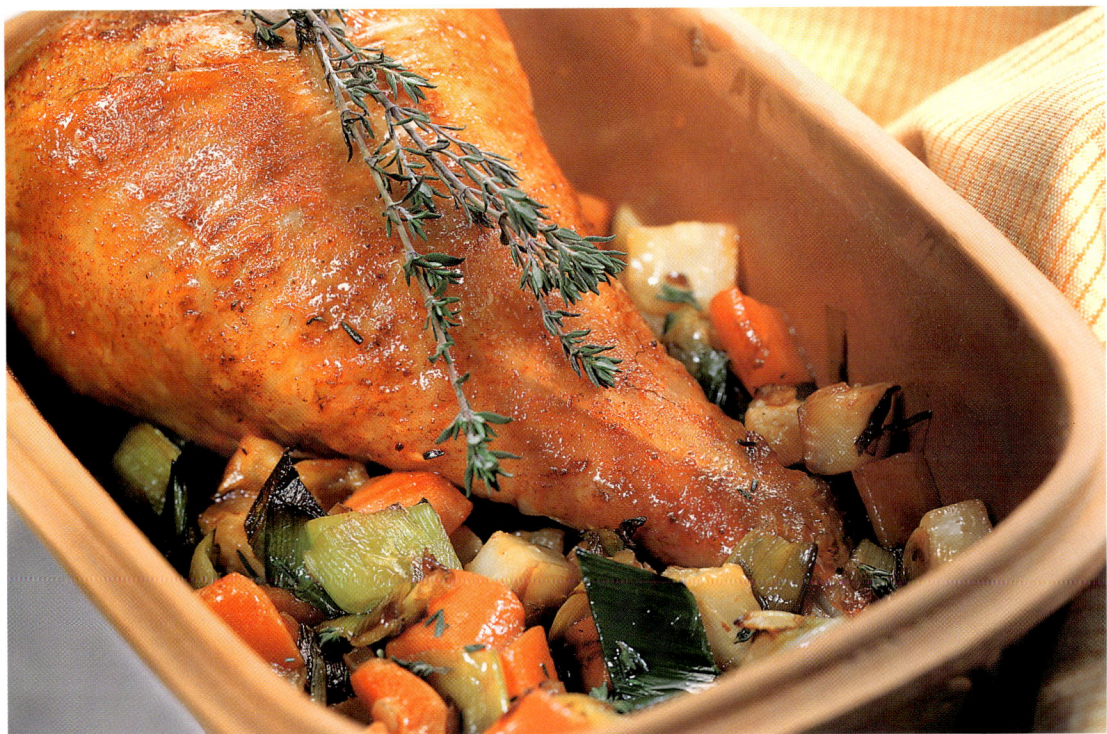

1 Den Römertopf wässern. In der Zwischenzeit die Putenkeulen waschen und gut trockentupfen. Mit Salz, Pfeffer und Paprikapulver rundherum einreiben. Zwiebel und Knoblauch abziehen und würfeln. Das Suppengrün putzen, waschen und ebenfalls würfeln.

2 Das vorbereitete Gemüse in den abgetropften Römertopf füllen. Mit Thymian bestreuen. Die Putenkeulen darauf legen und die Brühe angießen. Den Tontopf schließen, in den kalten Backofen (untere Einschubleiste) stellen. Den Ofen auf 200 °C (Umluft 180 °C, Gas Stufe 3–4) schalten. Das Putenfleisch zunächst 45 Minuten garen. Dann den Deckel abnehmen, und das Fleisch in weiteren 15 Minuten leicht bräunen.

3 Putenkeulen aus dem Topf nehmen und warm stellen. Das Gemüse samt Sud fein pürieren. Die Sauce noch einmal aufkochen lassen, Sahne einrühren, mit Salz und Pfeffer abschmecken. Das Fleisch in Scheiben vom Knochen schneiden und mit der Sauce anrichten.

Pro Portion: 1100/263 kJ/kcal
36 g Eiweiß • 8 g Fett
6 g Kohlenhydrate • 5 g Ballaststoffe • 118 mg Cholesterin

Gelingt unter Garantie immer: saftige Putenkeule, auf Gemüsebett geschmort.

Das Garen im Tontopf ist besonders gesund und empfehlenswert, weil man mit ganz wenig oder völlig ohne Fett auskommt. Vitamine und Mineralstoffe bleiben dabei weitgehend erhalten.

Zum Schlemmen

Lammkoteletts mit Gurken-Paprika-Salsa

Für 4 Portionen

1 Knoblauchzehe, 1 Schalotte
2 TL Rapsöl
3 EL Zitronensaft
1 TL Sambal Oelek
je 1 Messerspitze Muskatnuss
und Zimtpulver
8 Lammkoteletts (à etwa 150 g)
5 EL Zitronensaft, 1 EL Ahornsirup
1 EL helle Sojasauce
Jodsalz, Pfeffer
1/2 Salatgurke
2 kleine rote Zwiebeln
1 kleine gelbe Paprikaschote
2 EL fettfrei geröstete
und ungesalzene Erdnüsse
4 Zweige Petersilie

🕐 40 Minuten
1 Stunde Marinierzeit

An den feurigen Lamm-koteletts mit Gemüse-salsa erinnert nur der Knoblauch an die klassi-schen Rezepte.

1 Den Knoblauch und die Schalotte abziehen und möglichst fein würfeln. Beides mit Öl, Zitronensaft, Sambal Oelek und den Gewürzen zu einer Paste verrühren.

2 Die Lammkoteletts abbrausen und trockentupfen. Mit der Würzpaste einreiben und zugedeckt mindestens 1 Stunde im Kühlschrank ziehen lassen.

3 Für die Salsa in einem kleinen Topf den Zitronensaft mit 100 Milliliter Wasser, Ahornsirup, Sojasauce, etwas Salz und Pfeffer zum Kochen bringen. Den Sud zugedeckt bei mittlerer Hitze 5 bis 10 Minuten kochen, von der Kochstelle nehmen und abkühlen lassen.

4 Die Salatgurke waschen, trockenreiben und ungeschält der Länge nach vierteln. Die Gurkenviertel in dünne Scheiben schneiden. Zwiebeln abziehen, halbieren und in hauchfeine Halbringe schneiden. Paprikaschote waschen, vierteln und putzen. Die Viertel sehr fein würfeln. Die Erdnüsse grob hacken.

5 Den abgekühlten Sud über die vorbereiteten Zutaten gießen und alles vermischen. Die Petersilie abbrausen, trockenschütteln, die Blättchen zerzupfen und unterheben.

6 Den Grill vorheizen. Die Koteletts auf den Rost legen (obere Einschubleiste) und von jeder Seite 5 bis 6 Minuten grillen. Mit der Gemüsesalsa anrichten.

Pro Portion: 2546/608 kJ/kcal
65 g Eiweiß • 27 g Fett
13 g Kohlenhydrate • 4 g Ballaststoffe • 210 mg Cholesterin

Tipp der Köchin

Das Grillen zählt zu den fettsparenden und aromareichen Zubereitungsarten. Grillen lassen sich ungepökeltes, mageres Fleisch sowie Fisch, Gemüse, Kartoffeln und Obst.

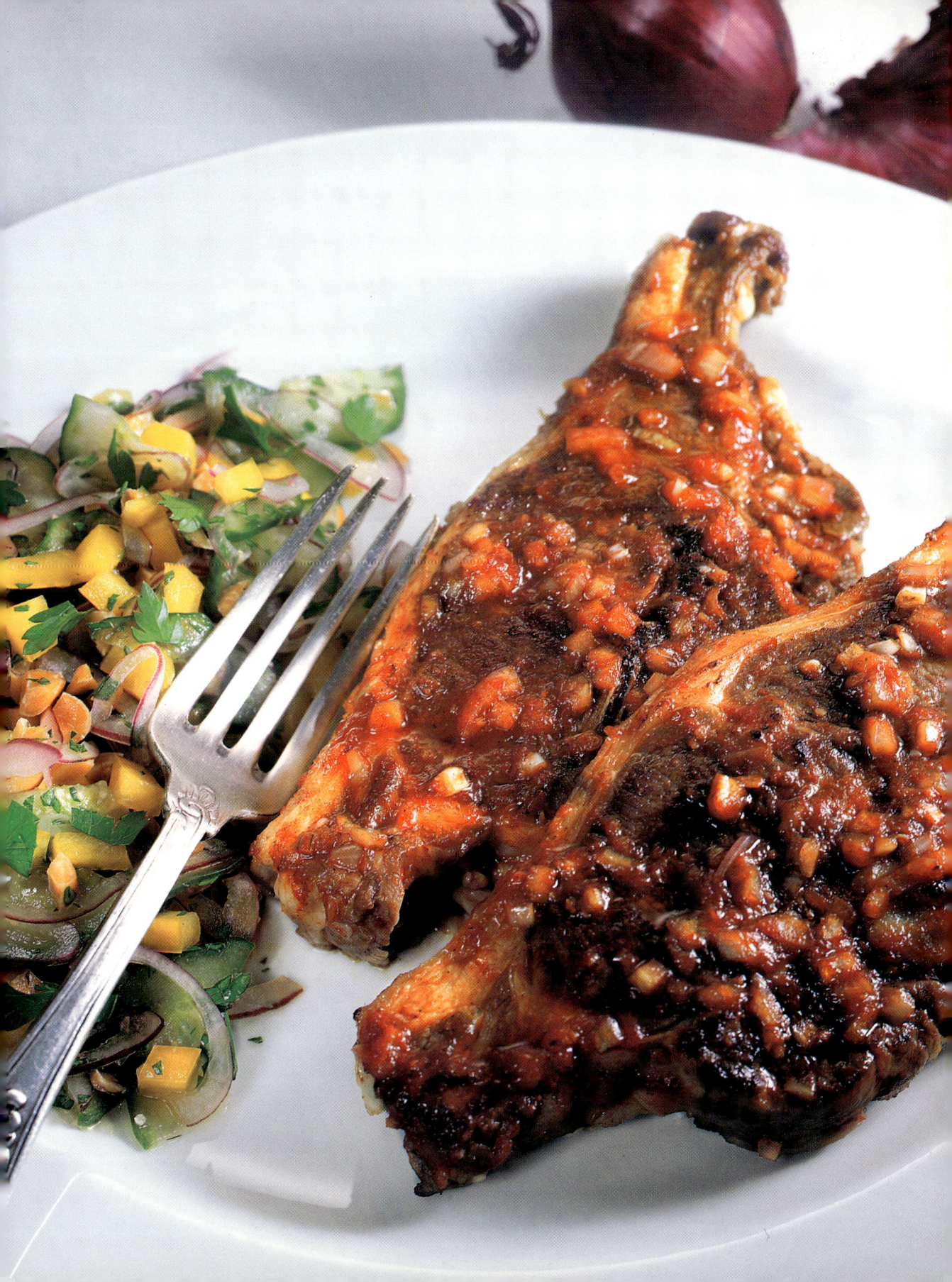

Braucht etwas Zeit

Irish Stew

Lamm- und Hammel-
fleisch enthalten die
wichtigen Vitalstoffe
Jod, Vitamin B12
und Eisen.

Für 4 Portionen
800 g mageres Hammel- oder
Lammfleisch (z. B. Nacken)
1 kg mittelgroße Kartoffeln
4 große Zwiebeln
1 großes Bund Petersilie
1 Zweig Thymian
(ersatzweise 1 TL getrockneter)
Jodsalz, Pfeffer

*Fest kochende Kartoffeln
zerfallen im Irish Stew
nicht so stark.*

🕐 30 Minuten
2 Stunden Schmorzeit

1 Hammel- oder Lammfleisch
waschen, trockentupfen und in gu-
laschgroße Würfel schneiden.
Kartoffeln schälen und
in Scheiben schnei-
den, Zwiebeln
abziehen, in
dünne Ringe
hobeln.

2 Petersi-
lie und
Thymian
waschen
und
trocken-
schütteln.
Beides hacken.

3 In einen Schmor-
topf zunächst eine Schicht
Kartoffelscheiben legen, salzen und
pfeffern. Eine Schicht Fleischwürfel
darauf verteilen, ebenfalls salzen,
reichlich pfeffern und mit etwas von

der Kräutermischung bestreuen.
Darauf eine Schicht Zwiebelringe
geben, auch diese würzen. Danach
wieder Kartoffeln, Fleisch und Zwiebeln einschichten und mit Kartoffeln abschließen, jedesmal würzen
wie vorher. Die restliche Kräutermischung darauf streuen.

4 Etwa 250 Milliliter Wasser angießen, ein Irish Stew soll saftig
sein, aber nicht in Flüssigkeit
schwimmen. Den Topf mit einem
Deckel gut verschließen. Entweder
bei milder Hitze auf dem Herd oder
im 175 °C heißen Backofen (Umluft
150 °C, Gas Stufe 2) gut 2 Stunden
schmoren lassen. Nach etwa 1 Stunde bei Bedarf noch etwas Wasser
nachgießen.

5 Den Eintopf mit Salz und Pfeffer
abschmecken und in vorgewärmten
tiefen Tellern servieren. Dazu
schmeckt kräftiges Bauernbrot.

Pro Portion: 2252/536 kJ/kcal
47 g Eiweiß • 14 g Fett
46 g Kohlenhydrate • 7 g Ballaststoffe • 140 mg Cholesterin

Tipp der Köchin

Kaufen Sie für das Irish Stew
unbedingt Fleisch von einem jungen
Hammel oder einem älteren Lamm.
Wegen seines intensiven Geschmacks
und der festeren Struktur eignet es
sich besser für diesen Eintopf als
junges und teures Lammfleisch.

Ungewöhnlich

Chili con Tofu

Für 4 Portionen
2 kleine Dosen Kidneybohnen
(à 250 g Abtropfgewicht)
2 Zwiebeln, 2 Knoblauchzehen
1 Bund Suppengemüse
je 1 gelbe und grüne Paprikaschote
250 g Kräuter-Tofu
2 EL Rapsöl
1 kleine Dose geschälte Tomaten
(400 g Inhalt)
500 ml Gemüsebrühe (Instant)
1 Lorbeerblatt
1 Stück Zimtstange
(etwa 3 Zentimeter)
Jodsalz, Chilipulver
1 EL Petersilienblättchen

🕐 **50 Minuten**

1 Die Bohnen in einem Sieb abtropfen lassen. Zwiebeln und Knoblauch abziehen und hacken. Suppengemüse putzen und waschen bzw. schälen und klein würfeln. Paprikaschoten vierteln, putzen, waschen und in schmale Streifen schneiden.

2 Den Tofu würfeln und im Öl kurz anbraten, herausheben und beiseite stellen. Zwiebeln, Knoblauch und Suppengemüse im Fett anbraten. Paprikastreifen dazugeben und kurz mitbraten.

3 Tomaten in ein Sieb geben, den Saft dabei auffangen. Tomaten mit einer Gabel zerdrücken, mit Saft, abgetropften Bohnen und der Brühe zum Gemüse geben. Die Gewürze hinzufügen. Alles aufkochen und zugedeckt bei mittlerer Hitze 20 Minuten leicht kochen lassen.

4 Die Tofuwürfel unter das Chili heben, heiß werden lassen. Chili nach Belieben mehr oder weniger scharf abschmecken. Mit Petersilienblättchen bestreut servieren. Dazu passt Mehrkornstangenbrot, körniger Naturreis oder Pellkartoffeln.

Pro Portion: 1865/445 kJ/kcal
31 g Eiweiß • 12 g Fett
48 g Kohlenhydrate • 30 g Ballaststoffe • 0 mg Cholesterin

Tipp der Köchin

Wenn Sie keine Bohnen aus der Dose verwenden wollen: 250 Gramm getrocknete Bohnen mit reichlich Wasser bedecken und über Nacht zugedeckt einweichen. Am anderen Tag im Einweichwasser zugedeckt 1 Stunde kochen und anschließend in einem Sieb abtropfen lassen.

Hülsenfrüchte wie rote Kidneybohnen sind, was den Eiweißgehalt betrifft, so wertvoll »wie ein kleines Steak«.

Chilipulver ist eine scharfe Mischung aus gemahlenen Chilischoten, Kreuzkümmel und Oregano, deshalb beim Würzen vorsichtig dosieren; lieber probieren und nochmals nachwürzen.

Gelingt leicht

Schnelle Minestrone

Bohnen gehören zu den Lebensmitteln mit hoher Nährstoffdichte, die zudem viel figurfreundliche Ballaststoffe enthalten.

Für 4 Portionen
1 Dose weiße Bohnen (400 g Inhalt)
300 g tiefgekühltes Mischgemüse
1 l Gemüsebrühe
4 mittelgroße fest kochende Kartoffeln
1 Lorbeerblatt
Jodsalz, Pfeffer
2 Tomaten
1/2 Bund Petersilie
1 EL kalt gepresstes Olivenöl
4 EL frisch geriebener Parmesan

🕐 **40 Minuten**

Mit der bunten Gemüsemischung aus der Tiefkühltruhe sparen Sie sich das Putzen, Waschen und Zerkleinern.

1 Die Bohnen in einem Sieb abtropfen lassen. Mit dem unaufgetauten Gemüse in einen Suppentopf geben, die Gemüsebrühe angießen und alles aufkochen lassen.

2 Die Kartoffeln schälen und würfeln, zur Suppe geben. Mit Lorbeerblatt, Salz und Pfeffer würzen. Die Suppe zugedeckt bei mittlerer bis schwacher Hitze 20 Minuten kochen lassen.

3 Die Tomaten überbrühen, abziehen, halbieren und entkernen. Das Fruchtfleisch würfeln. Die Petersilie abbrausen, trockenschütteln und grob hacken. Tomaten und Petersilie mit dem Öl in die Suppe rühren.

4 Die Minestrone abschmecken, in vorgewärmte tiefe Teller füllen und mit Parmesan bestreut servieren.

Pro Portion: 1743/416 kJ/kcal
21 g Eiweiß • 11 g Fett
53 g Kohlenhydrate • 20 g Ballaststoffe • 12 mg Cholesterin

Für Sommertage

Gratinierte Zucchiniröllchen

Für 4 Portionen
500 g mittelgroße Zucchini
Jodsalz
150 g weicher Schafskäse (Feta)
1 Packung stückige Tomaten (500 g)
1 TL Öl zum Einfetten
1/2 Bund Basilikum
1 TL Speisestärke, 1 Knoblauchzehe
Pfeffer, 2 EL Aceto Balsamico
100 g Edamer (30 % Fett i. Tr.)

🕐 **1 Stunde
20 Minuten Backzeit**

1 Die Zucchini putzen, waschen und mit einem Sparschäler (oder mit der Aufschnittmaschine) längs in dünne Scheiben schneiden. In kochendem Salzwasser 1 Minute blanchieren, kalt abschrecken und trockentupfen.

2 Den Schafskäse fein würfeln. Die Tomatenstücke in einem Sieb abtropfen lassen.

3 Den Backofen auf 225 °C (Umluft 200 °C, Gas Stufe 4–5) vorheizen.

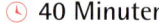

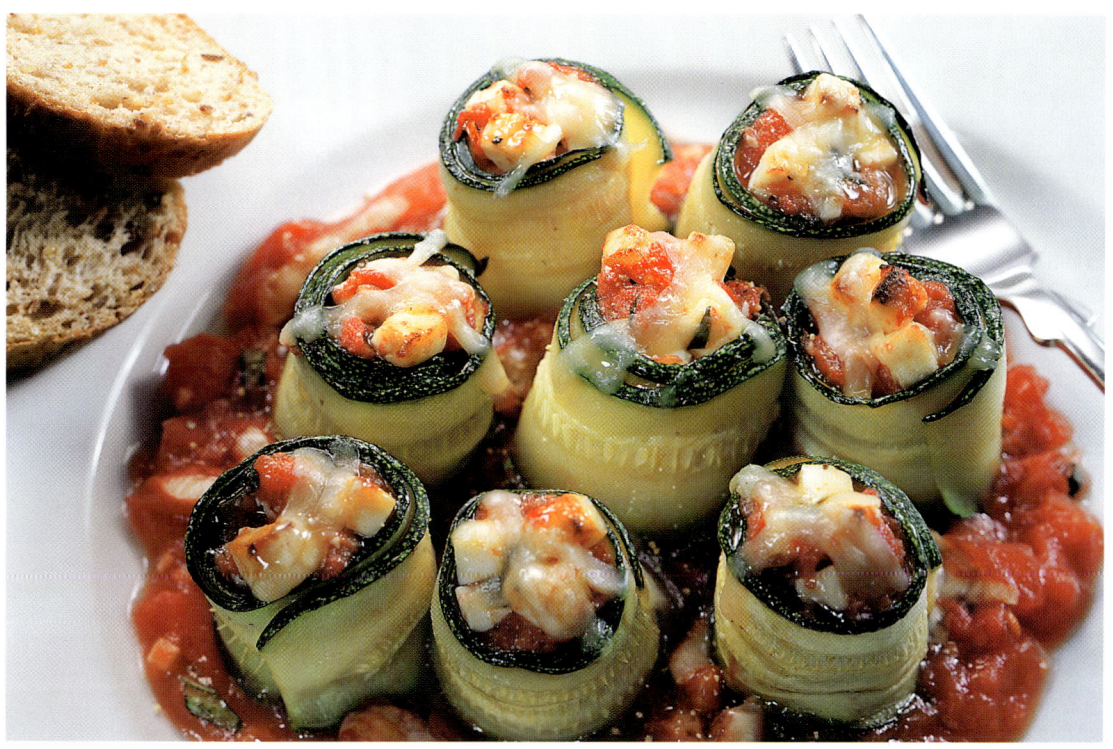

Eine große Gratinform oder vier kleine Portionsförmchen mit dem Öl einfetten.

4 Das Basilikum abbrausen, trockenschütteln und die Blätter in feine Streifen schneiden. Tomatenstücke, Basilikum und Speisestärke vermischen. Den Knoblauch abziehen und dazupressen. Mit Salz, Pfeffer und Essig kräftig würzen.

5 Zucchinischeiben ausbreiten, jeweils mit 1 bis 2 Teelöffeln Tomaten und den Schafskäsewürfeln belegen und aufrollen. Die Röllchen senkrecht nebeneinander stehend in die Gratinform setzen.

6 Die restlichen Tomaten zwischen die Röllchen verteilen. Den Edamer reiben und darüber streuen. Die Zucchiniröllchen in etwa 20 Minuten goldgelb überbacken.

Pro Portion: 942/225 kJ/kcal
16 g Eiweiß • 13 g Fett
7 g Kohlenhydrate • 3 g Ballaststoffe • 32 mg Cholesterin

Tipp der Köchin

Die Zucchiniröllchen schmecken auch lauwarm oder kalt gut, dann sollten Sie sie aber nicht gratinieren.

Zucchiniröllchen mit einem aromatischen Innenleben aus Schafskäse, Tomaten und frischem Basilikum.

Zucchini enthalten Vitamin B1, das wichtig für den Kohlenhydratstoffwechsel ist, und Folsäure für die Neubildung der Zellen.

*Die Zucchinistifte bzw.
-raspel verhindern, dass
der Gemüsekuchen beim
Backen trocken
wird.*

Auch fürs Picknick

Gemüse-Quark-Kuchen

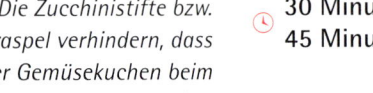

Für 4 Portionen

50 g getrocknete Tomaten in Öl
1 Bund Frühlingszwiebeln
1 Zucchino (100 g)
1 Bund Petersilie
500 g Magerquark
3 Eier
3 gestrichene EL Grieß
Jodsalz, Pfeffer
Paprikapulver zum Bestäuben

🕐 30 Minuten
45 Minuten Backzeit

1 Den Backofen auf 180 °C (Umluft 160 °C, Gas Stufe 2–3) vorheizen. Die getrockneten Tomaten in einem Sieb abtropfen lassen, das Öl auffangen. Das Gemüse putzen und waschen, Frühlingszwiebeln in Ringe schneiden, den Zucchino grob raffeln.

2 Die Tomaten klein würfeln. Petersilie abbrausen, trockenschütteln und die Hälfte der abgezupften Blättchen hacken. Frühlingszwiebeln und Zucchino in 2 Teelöffel Tomatenöl andünsten und abkühlen lassen.

3 Den Quark mit Eiern und Grieß verrühren. Tomaten, Frühlingszwiebeln, Zucchino und die gehackte Petersilie untermischen. Die Quarkmasse mit Salz und Pfeffer würzen. In eine runde feuerfeste Form (24 Zentimeter Durchmesser) füllen und die Oberfläche glatt streichen.

4 Den Gemüse-Quark-Kuchen im Backofen (mittlere Einschubleiste) in 40 bis 45 Minuten garen. Mit Paprikapulver und Petersilienblättchen bestreut servieren.

Pro Portion: 898/214 kJ/kcal
42 g Eiweiß • 6 g Fett
13 g Kohlenhydrate • 1 g Ballaststoffe • 180 mg Cholesterin

Tipp der Köchin

Den Kuchen etwa 5 Minuten ruhen lassen, dann lässt er sich besser in einzelne Stücke schneiden.

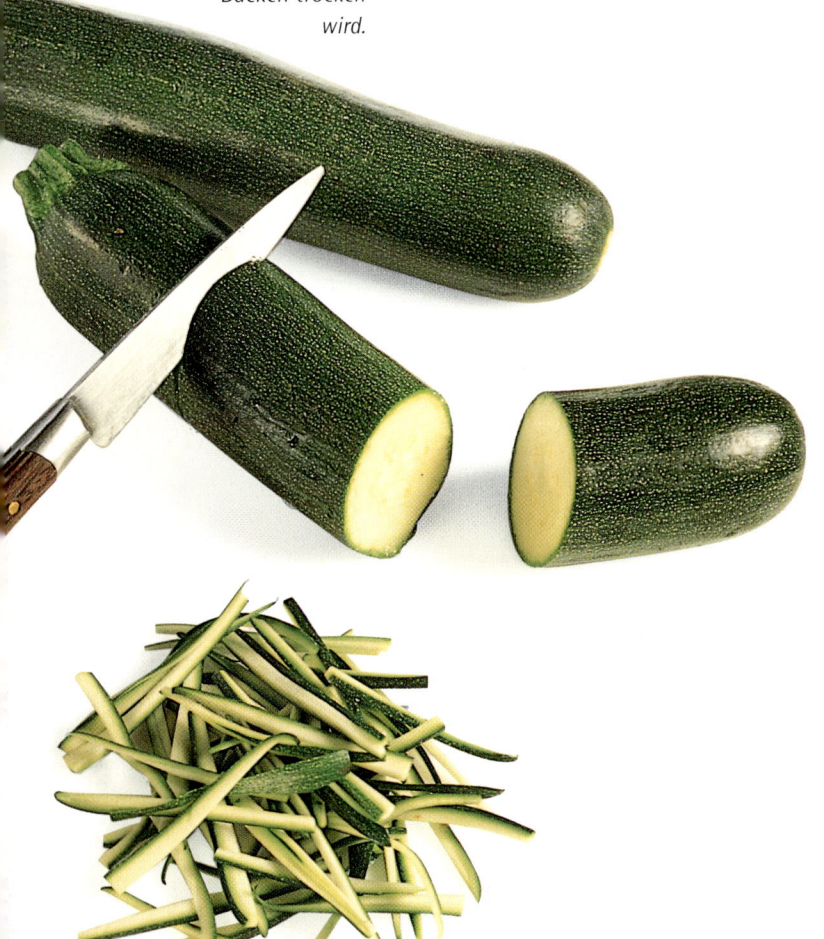

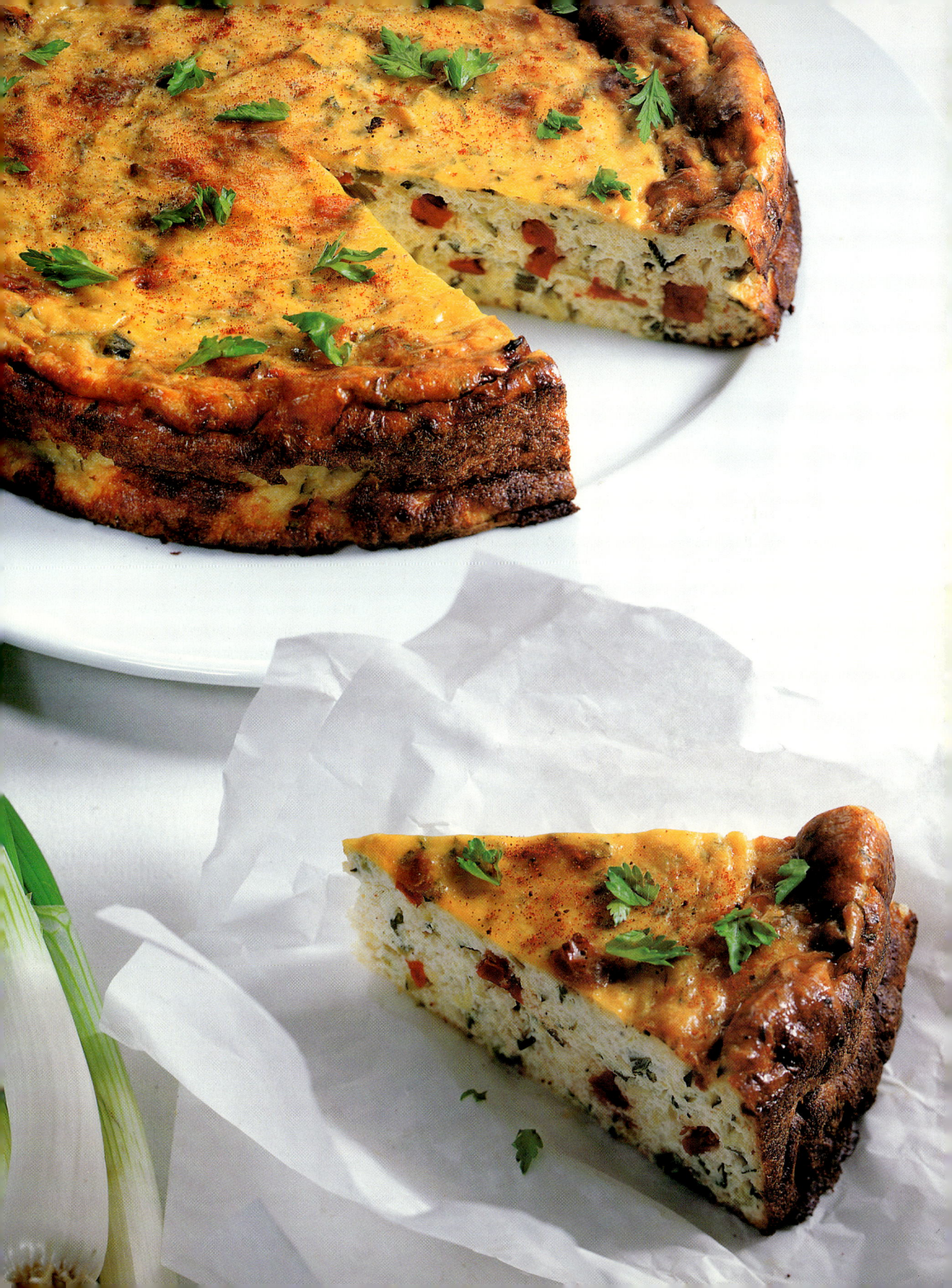

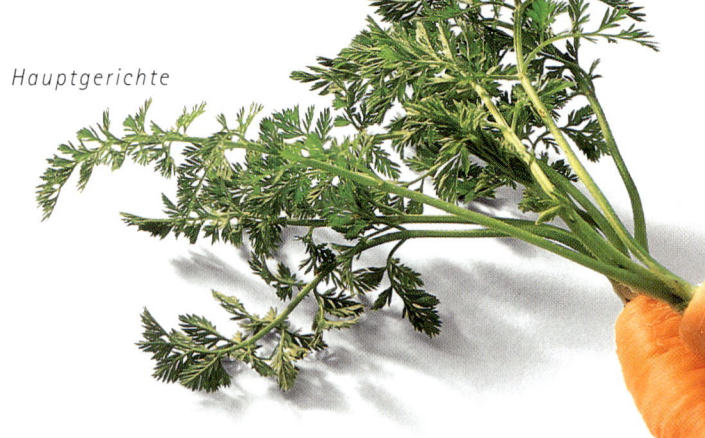

2 Bandnudeln in reichlich kochendem Salzwasser nach Packungsangabe bissfest kochen.

Möhren müssen nicht geschält werden, sie können auch mit einer Gemüsebürste gründlich gesäubert werden.

Würzig

Bandnudeln mit Curry-Gemüse

Sonnenblumenkerne enthalten Phytosterine, die zu den bioaktiven Substanzen zählen. Phytosterine entfalten ihre nützliche Wirkung vor allem im Verdauungstrakt und sind an der Senkung des Cholesterinspiegels beteiligt.

Für 4 Portionen
2 Möhren
2 Stangen Staudensellerie
2 kleine Zucchini
2 Frühlingszwiebeln
Jodsalz
400–500 g Bandnudeln
(am besten Vollkornnudeln)
200 g körniger Frischkäse
150 ml Gemüsebrühe
2 TL Sonnenblumenöl
2–3 TL mildes Currypulver
Pfeffer
2–3 TL Zitronensaft
1 EL Petersilienblättchen
2 EL Sonnenblumenkerne

Für die indische Gewürzmischung Currypulver werden bis zu zwölf verschiedene Gewürze verwendet.

🕐 **30 Minuten**

1 Möhren, Staudensellerie, Zucchini und Frühlingszwiebeln putzen, waschen und in lange, dünne Streifen schneiden. Gemüsestreifen in sprudelnd kochendem Salzwasser 1 Minute blanchieren. Abgießen, kalt abschrecken und gut abtropfen lassen.

3 In der Zwischenzeit den Frischkäse mit 100 Milliliter Brühe in einem Rührbecher mit dem Stabmixer pürieren. Das Öl in einer beschichteten Pfanne erhitzen und das Gemüse darin unter Rühren andünsten. Das Currypulver darüber stäuben und untermischen. Mit der restlichen Gemüsebrühe ablöschen.

4 Die Pfanne von der Kochstelle nehmen und den Frischkäse unter das Gemüse rühren. Das Currygemüse mit Salz, Pfeffer und Zitronensaft abschmecken.

5 Bandnudeln in ein Sieb abgießen und kurz abtropfen lassen. Mit dem Curry-Gemüse und der Petersilie vermischen, auf Tellern anrichten und mit den Sonnenblumenkernen bestreut servieren.

Pro Portion: 2263/540 kJ/kcal
26 g Eiweiß • 9 g Fett
82 g Kohlenhydrate • 14 g Ballaststoffe • 85 mg Cholesterin

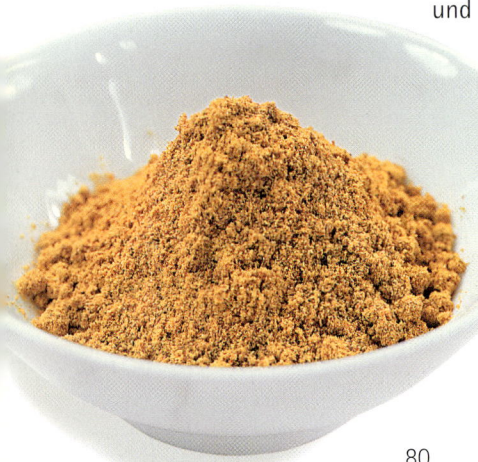

Preiswert

Gemüserisotto

Für 4 Portionen
200 g Egerlinge oder Champignons
1 EL Zitronensaft
1 Zwiebel
1 Knoblauchzehe
je 150 g Knollensellerie und Möhre
3 TL Butter
400–500 ml Gemüsebrühe
250 g 7-Korn-Getreidemischung
oder Naturreis
2 Tomaten
50 g frisch geriebener Gouda
(30 % Fett i. Tr.)
2 EL Sahne
Jodsalz, Pfeffer

🕐 **50 Minuten**

1 Die Pilze putzen, nur falls nötig
kurz waschen, in dünne Scheiben
schneiden und im Zitronensaft wenden. Zwiebel und Knoblauch abziehen, fein hacken. Sellerie und Möhre
putzen, waschen und in kleine Würfel schneiden.

2 Pilze in einer großen beschichteten Pfanne ohne Fett unter Rühren
anrösten. 2 Teelöffel Butter
und 2 Esslöffel Brühe in einem Topf erhitzen. Zwiebel
und Knoblauch darin glasig
dünsten. Sellerie- und Möhren-
würfel hinzufügen und unter
Rühren 2 Minuten mitdünsten.

3 Pilze und die Getreidemischung
oder den Reis unter das Gemüse

mischen. Restliche Brühe angießen,
alles aufkochen und zugedeckt bei
schwacher Hitze in etwa 25 Minuten garen.

4 In der Zwischenzeit die Tomaten
waschen und würfeln, dabei die
Stielansätze entfernen. Mit der rest-
lichen Butter, dem Käse und der
Sahne unter den Risotto ziehen, mit
Salz und Pfeffer abschmecken.

Pro Portion: 1500/358 kJ/kcal
14 g Eiweiß • 12 g Fett
44 g Kohlenhydrate • 12 g Ballaststoffe • 27 mg Cholesterin

Tipp der Köchin

Statt frischer können Sie auch getrocknete Pilze verwenden: 1 Esslöffel
getrocknete Mischpilze mit kochendem Wasser übergießen und einweichen. Abgetropft mit dem Getreide
oder Reis unter das Gemüse mischen.

Wer Hirse mag, kann
aus dem Risotto ein
Hirsotto machen: Dafür
die Getreidemischung
oder den Reis gegen
300 Gramm Hirse aus-
tauschen.

*Strauchtomaten dürfen
nur fast ganz ausgereift
geerntet werden – ihr
kräftiges Aroma beweist
es.*

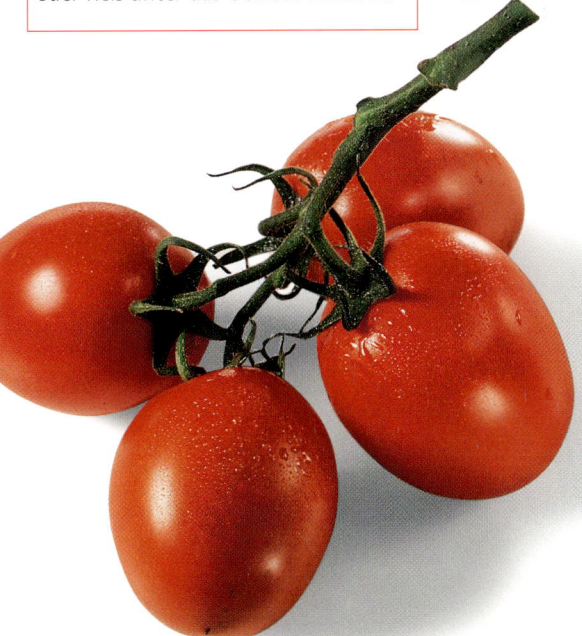

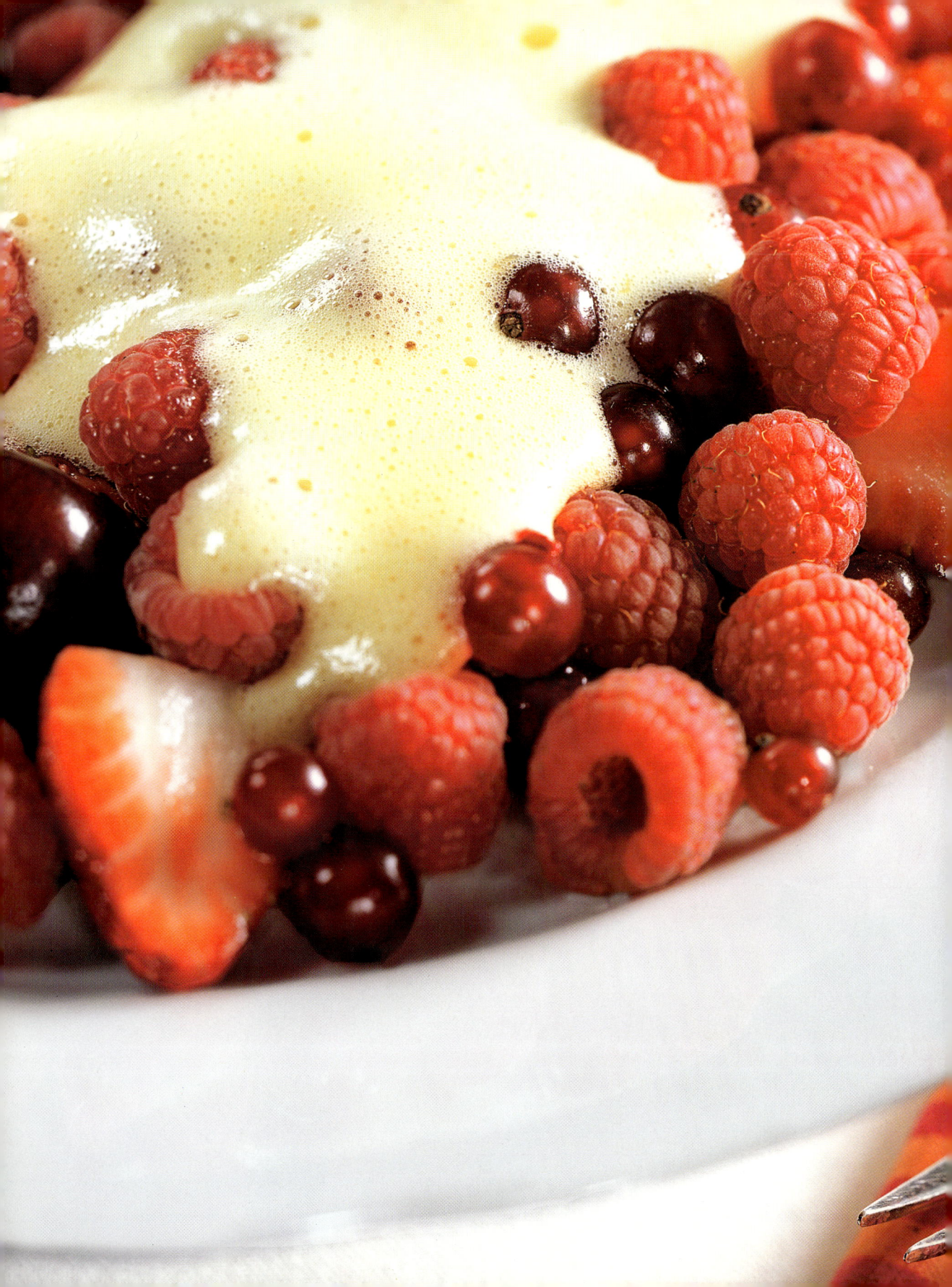

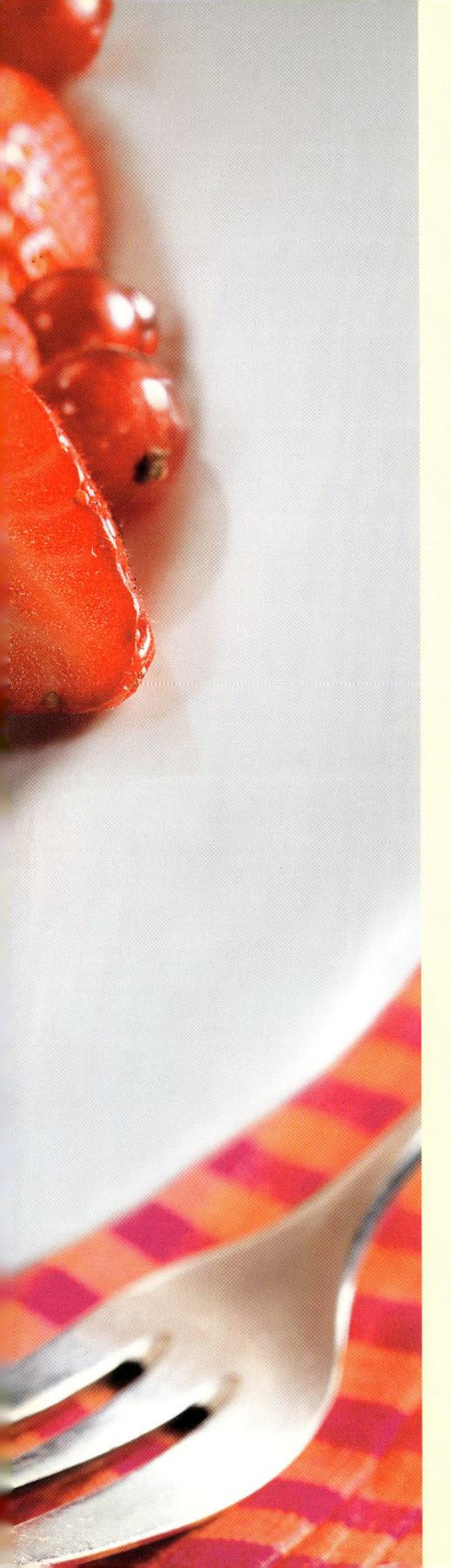

Süßes

Das kennt jeder: Manchmal braucht man einfach etwas Süßes hinterher, einen kleinen raffinierten Gaumenkitzel. In der vielseitigen Fatburner-Fitnessküche gibt es für diese Gelüste herrliche Nachspeisen aus sonnengereiften Früchten, kombiniert mit Milchprodukten, Mandeln, Nüssen, Honig, Vanille u. v. m. Wie wär's mit Aprikosenstrudel, Erdbeereis, Himbeer-Amaretti-Becher oder Preiselbeer-Joghurt-Mousse? Und danach werden Sie begeistert feststellen, wie wenig Zucker und Sahne man eigentlich für so manch köstliches Dessert braucht.

Die Wirkstoffe der Bir-
nen regen die Verdau-
ung an, entschlacken
und entgiften den
ganzen Organismus.

Zur Not ersetzen Sie
den frisch gepressten
Orangensaft durch
Direktsaft der
nicht aus Kon-
zentrat herge-
stellt wird.

Lauwarm genießen

Birnen-Grieß-Auflauf

Für 4 Portionen

2 Eier

1 Messerspitze Jodsalz

1 unbehandelte Orange

400 g Birnen

2 EL Ahornsirup

1 Messerspitze gemahlene Vanille

60 g Hartweizengrieß

150 ml fettarme Milch

2 TL Butter

2 EL Mandelstifte

🕐 **30 Minuten
50 Minuten Backzeit**

1 Den Backofen auf 180 °C (Umluft
160 °C, Gas Stufe 2–3) vorheizen.
Die Eier trennen und die Ei-
weißmasse mit dem Salz
steif schlagen.

2 Die Orange heiß wa-
schen, trockenreiben
und die Schale in feinen
Streifen abziehen, den
Saft auspressen. Die Birnen
waschen, trockenreiben, vierteln und die Kerngehäuse entfernen.
Birnenviertel mit Schale in nicht zu
dünne Spalten schneiden.

3 Die Eigelbe mit dem Ahornsirup
und der Vanille aufschlagen. Grieß,
Milch und Orangensaft einrühren. Den Eischnee mit
einem Schneebesen
gründlich unter die
Grießmasse heben.

Birnen haben kaum
Fruchtsäuren, das
erklärt ihre Süße.

4 Eine kleine Auflaufform mit
1 Teelöffel Butter einfetten. Abwechselnd die Grießmasse und
die Birnenspalten einschichten und
mit einer Schicht Birnenspalten
abschließen. Die Mandeln und die
restliche Butter in Flöckchen darauf
verteilen.

5 Den Auflauf im Backofen (untere
Einschubleiste) in 45 bis 50 Minuten
goldgelb backen. Mit den Orangen-
schalenstreifen bestreut servieren.

Pro Portion: 1076/257 kJ/kcal
8 g Eiweiß • 8 g Fett
34 g Kohlenhydrate • 4 g Ballaststoffe • 128 mg Cholesterin

Tipp der Köchin

Süßschnäbeln schmeckt dieser
Auflauf auch als Hauptgericht, dann
reicht die Menge für zwei Personen.

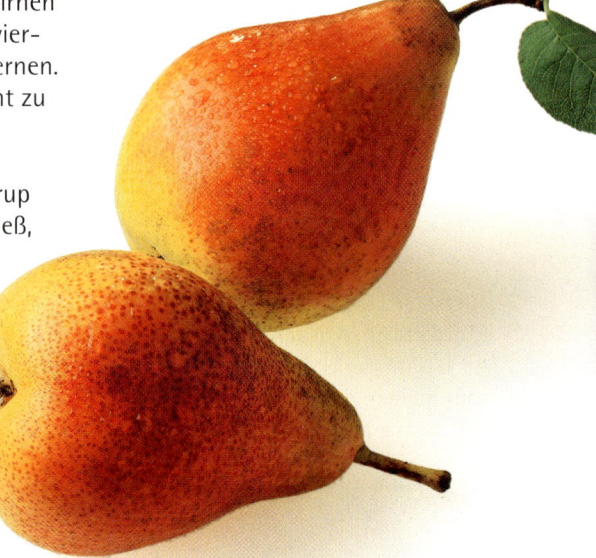

Aprikosenstrudel

Für 4 Portionen

125 g Mehl, 1 Prise Salz
1 EL Rapsöl
1 EL zerlassene Halbfettbutter
2 EL gemahlene Haselnüsse
400 g Aprikosen
1 Päckchen Vanillezucker
1 Prise Zimtpulver
150 g fettarmer Joghurt
2 EL Sahne
1 EL Puderzucker
1/2 TL abgeriebene unbehandelte
Zitronenschale
1/2 TL gemahlene Vanille

45 Minuten
🕐 30 Minuten Ruhezeit
45–50 Minuten Backzeit

1 Mehl, Salz und Öl in einer Schüssel vermischen. Nach und nach 80 bis 90 Milliliter lauwarmes Wasser hinzufügen, so dass ein weicher, geschmeidiger Teig entsteht.

2 Den Teig mit den Händen 10 Minuten kräftig durchkneten, zur Kugel formen, mit einer angewärmten Porzellanschüssel bedecken und 30 Minuten ruhen lassen. Den Backofen auf 180 °C (Umluft 160 °C, Gas Stufe 2–3) vorheizen.

3 Strudelteig auf einem bemehlten Tuch so dünn wie möglich ausrollen. Mit den Handrücken unter den Teig fahren und von der Mitte aus langsam nach außen ausdehnen. Der Teig muss zum Schluss durchsichtig, glatt und ohne Löcher sein. Die Teigplatte mit der Hälfte der zerlassenen Halbfettbutter bestreichen.

4 Die Nüsse auf den Teig streuen. Die Aprikosen waschen, trockenreiben, halbieren und entsteinen. Aprikosenhälften in dicke Spalten schneiden und auf dem Teig verteilen, dabei einen etwa 4 Zentimeter breiten Rand lassen. Mit Vanillezucker und Zimt bestreuen.

5 Den Teig an den Seiten über die Füllung schlagen. Den Strudel vorsichtig mit Hilfe des Tuchs aufrollen und mit der Nahtstelle nach unten auf ein mit Backpapier ausgelegtes Backblech legen. Aprikosenstrudel mit der restlichen Halbfettbutter bestreichen und im Ofen (Mitte) 45 bis 50 Minuten backen.

6 Für die Sauce Joghurt, Sahne, Puderzucker und Zitronenschale cremig verrühren. Die Vanille unter die Sauce mischen. Den fertigen Aprikosenstrudel mit der Joghurt-Vanille-Sauce servieren.

Pro Portion: 1182/283 kJ/kcal
7 g Eiweiß • 11 g Fett
34 g Kohlenhydrate • 3 g Ballaststoffe • 16 mg Cholesterin

Die Mühe lohnt sich: Das ausgekratzte Mark von Vanilleschoten hat einfach das beste Vanillearoma zum Backen.

Statt mit Aprikosen können Sie den Strudel mit entsteinten Kirschen oder geviertelten Zwetschgen zubereiten.

Beliebt bei Groß und Klein

Erdbeereis

Kefir ist kalorienarm, besonders in der fettarmen Variante, und enthält reichlich Kalzium, das zu den wichtigen Fatburnern zählt. Spezielle Kefirkulturen bewirken den typischen erfrischenden Geschmack.

Der Wert der Erdbeere gründet sich vor allem auf ihren Gehalt an Mineralstoffen (vor allem Eisen) und Vitaminen (C und Beta-Karotin).

Für 4 Portionen
200 g Tofu (Sojabohnenquark)
500 ml Kefir
4 EL Apfeldicksaft (aus dem Reformhaus) oder Ahornsirup
Saft von 1 Zitrone
600 g Erdbeeren
100 g Sahne

🕐 30 Minuten
4 Stunden Gefrierzeit

1 Den Tofu zerbröckeln, mit Kefir, Apfeldicksaft oder Ahornsirup und Zitronensaft im Mixer auf der höchsten Stufe kurz durchmixen oder mit dem Stabmixer fein pürieren. Die Masse durch ein feinmaschiges Sieb gießen.

2 Erdbeeren putzen, waschen und fein pürieren, durch ein Sieb streichen. Mit der Tofu-Kefir-Masse verrühren. Die Sahne mit dem Handrührgerät steif schlagen und vorsichtig unterheben.

3 Die Eismasse in Eis-Lolly-Formen (gibt es in Haushaltswarengeschäften) oder in Portionsförmchen füllen und im Tiefkühler 4 Stunden gefrieren lassen oder das Erdbeereis in einer Eismaschine zubereiten.

Pro Portion: 1027/247 kJ/kcal
11 g Eiweiß • 13 g Fett
17 g Kohlenhydrate • 4 g Ballaststoffe • 35 mg Cholesterin

Zum Schlemmen

Himbeer-Amaretti-Becher

Für 4 Portionen
1 unbehandelte Zitrone
300 g Himbeeren
500 g Quarkzubereitung (0,2 % Fett)
150 g fettarmer Joghurt
2 Päckchen Vanillezucker
50 g Amaretti (italienisches Mandelgebäck)

🕐 25 Minuten

1 Die Zitrone heiß waschen, die Schale abreiben und den Saft auspressen. Himbeeren verlesen und einige zum Garnieren beiseite legen.

2 Den Quark mit Joghurt, Zitronenschale, -saft und Vanillezucker verrühren. Die Amaretti grob zerbröseln, unter den Quark heben.

3 Die Quarkmasse abwechselnd mit den Himbeeren in Bechergläser schichten, 15 Minuten durchziehen lassen. Zum Servieren mit den restlichen Beeren garnieren.

Pro Portion: 791/188 kJ/kcal
19 g Eiweiß • 3 g Fett
17 g Kohlenhydrate • 6 g Ballaststoffe • 17 mg Cholesterin

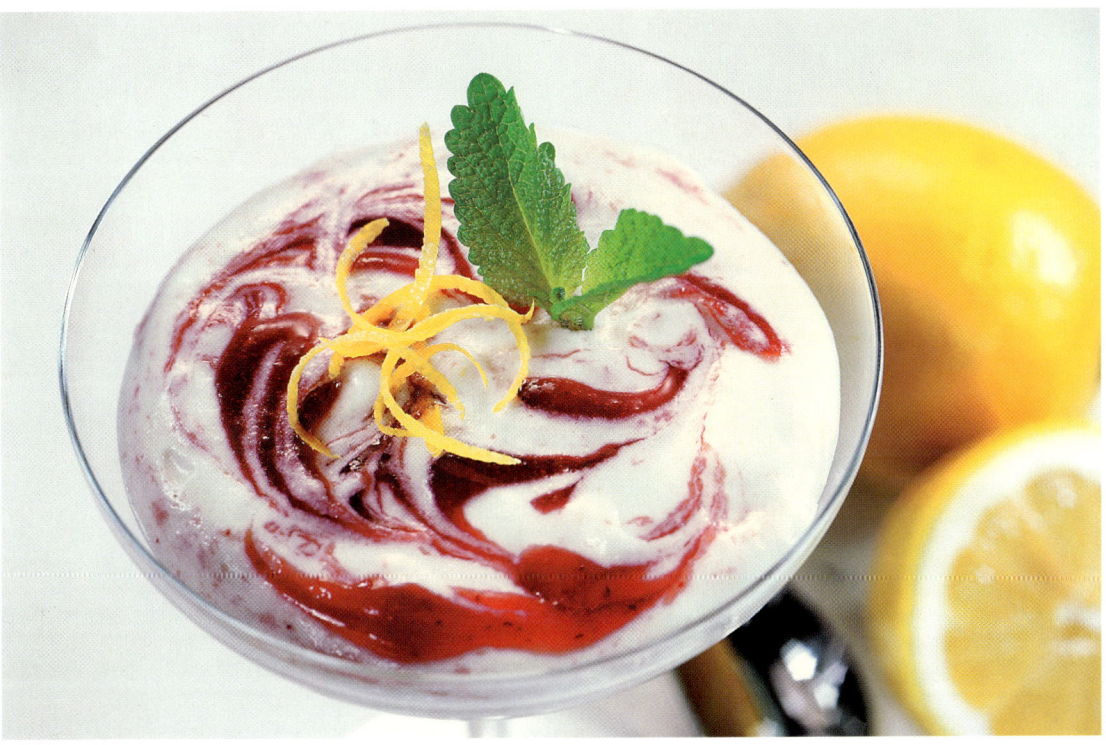

Preiselbeer-Joghurt-Mousse

Für 4 Portionen
6 Blatt weiße Gelatine
2 unbehandelte Zitronen
125 ml Apfelsaft
50 g Zucker
2 EL Orangenlikör
300 g fettarmer Joghurt
50 g Sahne, 2 Eiweiße
5 EL Preiselbeeren (aus dem Glas)
Zitronenmelisse zum Garnieren

30 Minuten
2 Stunden Kühlzeit

1 Die Gelatine einweichen. Die Zitronen heiß waschen, trockenreiben und einige Streifen Schale abziehen, beide Zitronen auspressen.

2 Säfte und Zucker erhitzen, die ausgedrückte Gelatine darin auflösen. Den Likör einrühren. Etwas abgekühlt unter den Joghurt heben.

3 Sahne und Eiweiß getrennt steif schlagen, unter die leicht gelierte Joghurtmasse heben. Die Preiselbeeren so unter die Masse ziehen, dass eine Marmorierung entsteht. In Gläser füllen und 2 Stunden kalt stellen. Mit Zitronenschale und Melisse garnieren.

Zur luftigen Creme aus Joghurt und Preiselbeeren wird niemand Nein sagen können.

Pro Portion:
931/223 kJ/kcal
6 g Eiweiß
6 g Fett
30 g Kohlenhydrate
2 g Ballaststoffe
33 mg Cholesterin

Die kleinen gelben Hirsekörner stecken voller Nährstoffe. Ihr hoher Gehalt an Eisen, Mangan, Magnesium, Kieselsäure und Vitaminen der B-Gruppe haben einen günstigen Einfluss auf den Stoffwechsel.

Die Kiwisauce mit ihrer feinen Säure harmoniert gut mit dem kernigen Hirseflan.

Vitaminreich

Hirseflan mit Kiwi-Rum-Sauce

Für 4 Portionen

300 ml fettarme Milch

1 Messerspitze Safranpulver

100 g Hirse

4 Blatt weiße Gelatine

1 unbehandelte Zitrone

2 EL Honig

3 EL Sahne

4 Kiwis

4 EL Orangen- oder heller Traubensaft

2 TL Puderzucker

2 EL weißer Rum (nach Belieben)

20 Minuten
🕐 30 Minuten Garzeit
2 Stunden Kühlzeit

1 Die Milch mit 200 Milliliter Wasser und dem Safran in einem breiten Topf aufkochen lassen. Die Hirse einrühren und zugedeckt bei schwacher Hitze nach Packungsangabe in 25 bis 30 Minuten weich kochen.

2 Die Gelatine in kaltem Wasser einweichen. Die Zitrone heiß waschen, mit einem Küchentuch trockenreiben und die Schale abreiben. Die Zitrone halbieren und den Saft auspressen.

3 Die Gelatine gut ausdrücken und mit einem Schneebesen unter die Hirse rühren. Den Honig, die abgeriebene Zitronenschale und die Sahne hinzufügen. Die Hirsemasse mit Zitronensaft abschmecken.

4 Die Hirsemasse in vier kalt ausgespülte Portionsförmchen oder Tassen (à etwa 150 Milliliter Inhalt) füllen und zugedeckt für 2 Stunden in den Kühlschrank stellen.

5 Die Kiwis schälen, drei Früchte mit einer Gabel fein zerdrücken oder ganz kurz pürieren. Die restliche Kiwi klein würfeln. Kiwipüree mit Saft und Puderzucker verrühren und nach Belieben mit Rum abschmecken. Die Kiwiwürfel unter die Sauce mischen.

6 Hirseflan auf Dessertteller stürzen und mit der Kiwisauce umgießen.

Pro Portion: 1039/248 kJ/kcal
9 g Eiweiß • 6 g Fett
36 g Kohlenhydrate • 5 g Ballaststoffe • 16 mg Cholesterin

Tipp der Köchin

Variieren Sie das Dessert, indem Sie den Flan mit einer anderen Fruchtsauce servieren, z. B. aus roten Beeren, Kirschen, Nektarinen, Pfirsichen, Mangos oder Papayas.
Für 4 Portionen benötigt man etwa 500 Gramm Obst, den Saft von 1 Zitrone und Puderzucker nach Geschmack. Pürierte Beeren sollten Sie durch ein Sieb streichen.

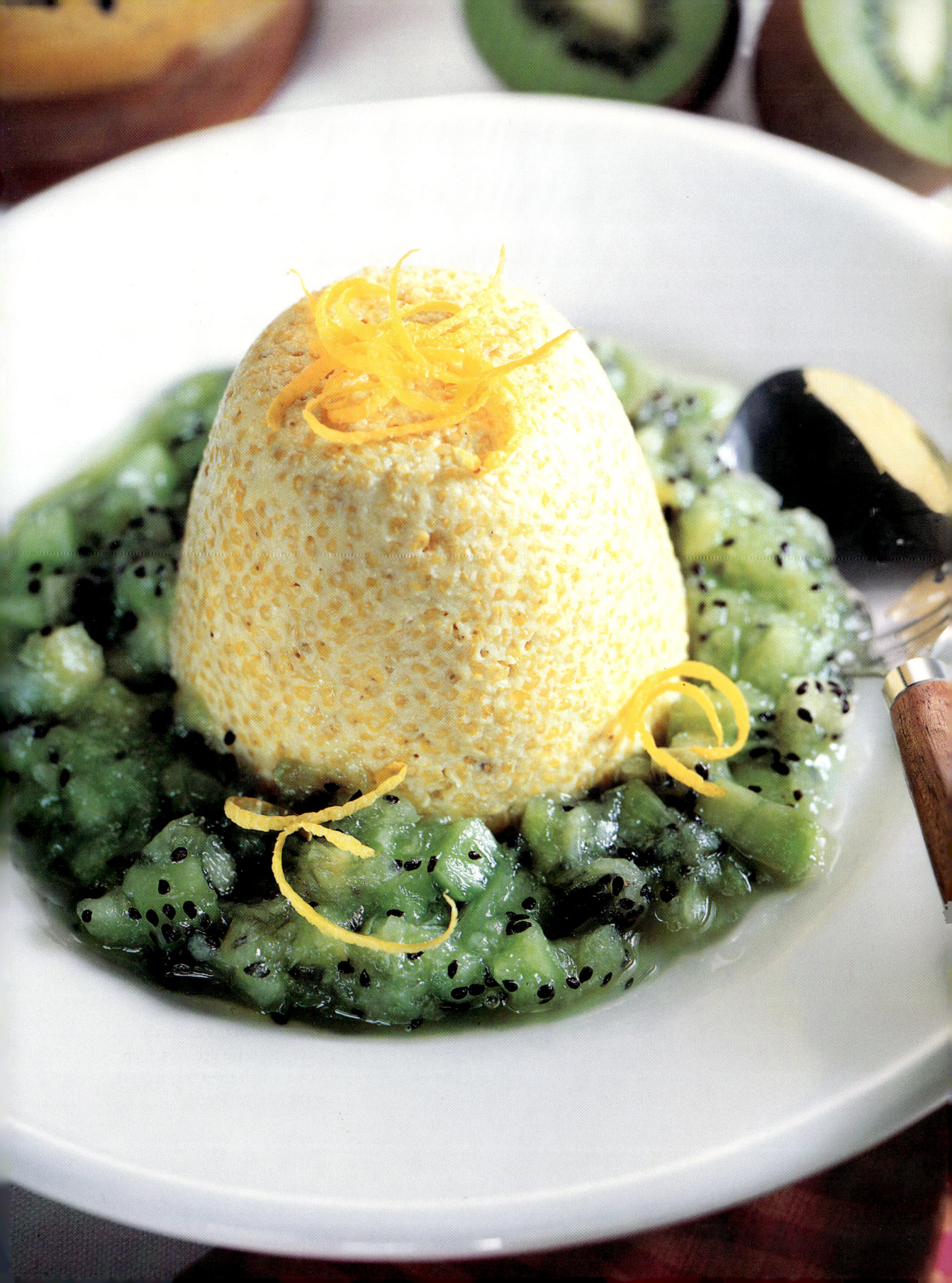

Anstelle von Obstsalat können Sie den Mandelschaum auch nur zu einer Obstsorte servieren.

Fein und leicht

Obstsalat mit Mandelschaum

Für 4 Portionen

750 g gemischte Früchte
2 EL Zitronensaft
2 Eigelbe, 2 EL Puderzucker
4 EL Orangensaft
2 EL gehäutete gemahlene Mandeln
150 ml fettarme Milch
1 EL gehackte Pistazienkerne

🕐 40 Minuten

1 Das Obst waschen oder putzen und in mundgerechte Stücke schneiden. Mit Zitronensaft mischen und auf vier Dessertteller verteilen.

2 In einer Schlagschüssel die Eigelbe mit Puderzucker, Saft und Mandeln cremig verrühren. Die Schüssel in ein heißes Wasserbad stellen und die Milch dazugießen. Alles mit dem Schneebesen kräftig schlagen, bis ein cremiger Schaum entsteht.

3 Den Mandelschaum über den Obstsalat löffeln und mit Pistazienkernen bestreuen.

Pro Portion:
903/216 kJ/kcal
6 g Eiweiß
10 g Fett
22 g Kohlenhydrate
5 g Ballaststoffe
128 mg Cholesterin

Bitterschokolade hat einen sehr hohen Kakaoanteil und etwas weniger Kalorien als Vollmilchschokolade.

Raffiniert

Geschichtetes Kaffeegelee

Für 4 Portionen

12 Blatt weiße Gelatine
600 ml Espresso, 4 EL Puderzucker
2 Päckchen Vanillezucker
3/4 TL gemahlener Kardamom
300 ml fettarme Milch
3 EL Kaffeelikör
50 g Bitterschokolade

🕐 25 Minuten
2 Stunden Gelierzeit

1 Die Hälfte der Gelatine einweichen. Den Espresso mit Puderzucker, Vanillezucker und Kardamom erhitzen. In 450 Milliliter die ausgedrückte Gelatine unter Rühren auflösen.

2 Den Kaffee in vier Gläser verteilen und im Kühlschrank gelieren lassen.

3 Die restliche Gelatine einweichen. Den restlichen Kaffee mit Milch erwärmen, den Kaffeelikör hinzufügen und die ausgedrückte Gelatine unter Rühren darin auflösen.

4 Die helle Kaffeemischung auf den gelierten dunklen Kaffee gießen und im Kühlschrank gelieren lassen. Mit geraspelter Schokolade servieren.

Pro Portion: 974/232 kJ/kcal
13 g Eiweiß • 5 g Fett
28 g Kohlenhydrate • 1 g Ballaststoffe • 4 mg Cholesterin

Erfrischend

Mandarinengelee mit Marzipansauce

Für 4 Portionen
Für das Gelee:
8 Blatt weiße Gelatine
500 ml frisch gepresster Mandarinensaft (aus etwa 1 kg Mandarinen)
2 EL Orangenblütenhonig
1 Zitrone
Für die Sauce:
100 g Marzipanrohmasse
150 g fettarmer Joghurt
1 Messerspitze Zimt
Minzeblättchen zum Garnieren

🕐 **15 Minuten**
2 Stunden Gelierzeit

1 Die Gelatineblätter in kaltem Wasser einweichen. Vom Mandarinensaft 1 Tasse abnehmen und mit dem Honig erhitzen, aber nicht kochen lassen. Die ausgedrückte Gelatine unter Rühren darin auflösen.

2 Die Zitrone auspressen. Den restlichen Mandarinensaft mit dem Zitronensaft mischen, die Gelatinemischung in den Saft rühren. Die Flüssigkeit in vier kalt ausgespülte Portionsschälchen (125 bis 150 Milliliter Inhalt) füllen und zugedeckt im Kühlschrank in etwa 2 Stunden gelieren lassen.

3 Für die Sauce die Marzipanmasse würfeln und mit einer Gabel zer-

drücken. Nach und nach mit dem Joghurt glatt rühren oder mit dem Stabmixer pürieren. Die Sauce mit dem Zimtpulver würzen.

4 Das Mandarinengelee auf Dessertteller stürzen, mit der Sauce umgießen und mit der gewaschenen Minze garnieren.

Pro Portion: 954/228 kJ/kcal
11 g Eiweiß • 5 g Fett
32 g Kohlenhydrate • 3 g Ballaststoffe • 2 mg Cholesterin

Tipp der Köchin

Honig, der länger steht, kristallisiert aus. Zum Verflüssigen können Sie das Glas in ein warmes Wasserbad mit maximal 40 °C stellen.

Der Name »Mandarine« gilt sowohl für die eine Frucht wie auch als Sammelbegriff für die vielen mandarinenähnlichen Züchtungen, wie beispielsweise Klementine, Satsuma, Minneola oder Tangerine.

Klementinen sind eine kernlose Mandarinenzüchtung.

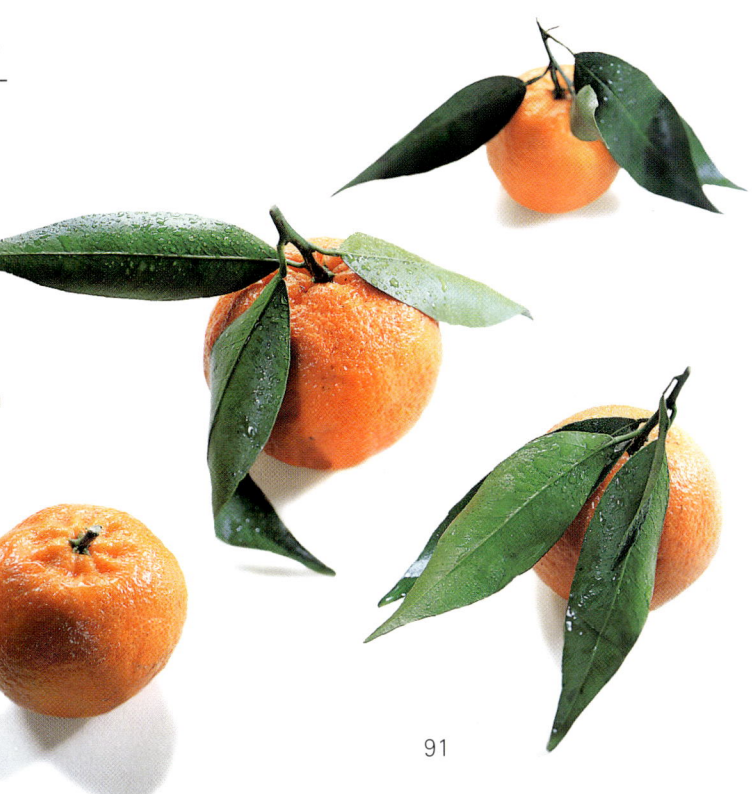

Exotischer Genuss

Ananas mit Kokosbaiserhaube

Frische Ananas ist reich an eiweißspaltendem Enzym Bromelin, das den Stoffwechsel erleichtert. Zudem enthält Ananas die Fatburner Kalium, Magnesium, Eisen, Jod und Zink.

Für 4 Portionen
2 EL Kokosraspel
1/2 frische Ananas (etwa 500 g)
100 g Himbeeren
2 Eiweiß
2 TL Zitronensaft
1 Päckchen Vanillinzucker
einige Blättchen Zitronenmelisse oder Minze

🕐 **20 Minuten**

Ananasschnittstellen sofort mit Frischhaltefolie abdecken, sonst werden sie braun.

1 Den Grill aufheizen oder den Backofen auf 250 °C (Gas höchste Stufe) vorheizen.

2 Die Kokosraspel in einer Pfanne ohne Fett unter Rühren kurz anrösten. Die Raspel herausnehmen und auf einem Teller abkühlen lassen.

3 Die Ananas von Schale und Strunk befreien und in mundgerechte Stücke schneiden. Die Himbeeren verlesen und nur falls nötig waschen. Ananasstücke und Himbeeren gleichmäßig in vier feuerfeste flache Förmchen verteilen.

4 Eiweiß mit dem Zitronensaft mit dem Handrührgerät sehr steif schlagen, nach und nach den Vanillinzucker unterschlagen. Kokosraspel mit einem Schneebesen locker unterheben.

5 Die Baisermasse auf dem Obst verteilen und unter dem Grill oder im Backofen 3 bis 4 Minuten überbacken, bis die Baiserspitzen goldbraun sind.

6 Das Dessert mit gewaschener Zitronenmelisse oder Minze garnieren und sofort servieren.

Pro Portion: 445/107 kJ/kcal
3 g Eiweiß • 2 g Fett
17 g Kohlenhydrate • 4 g Ballaststoffe • 0 mg Cholesterin

Tipp der Köchin

Die Baiserhaube sollten Sie nicht im Ofen mit Umluft überbacken, sonst wird sie zäh.

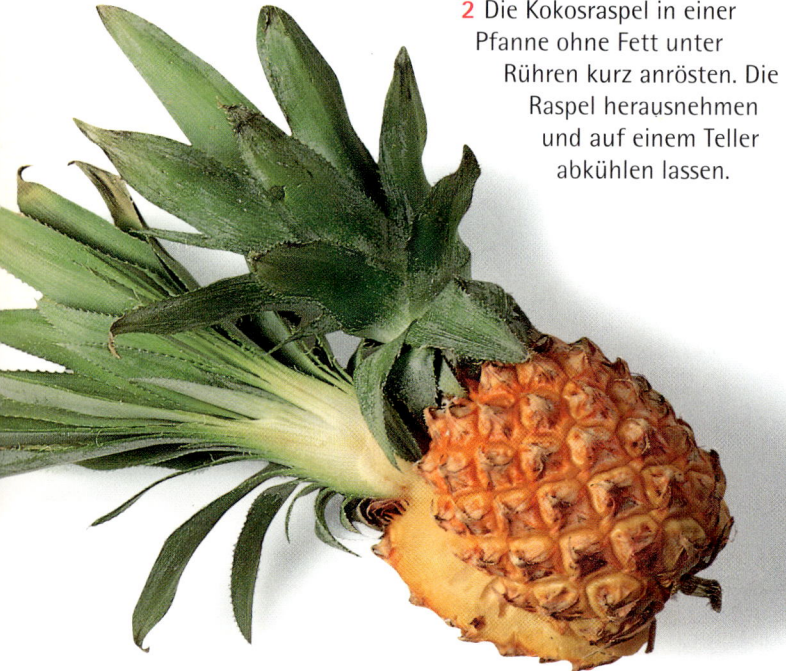

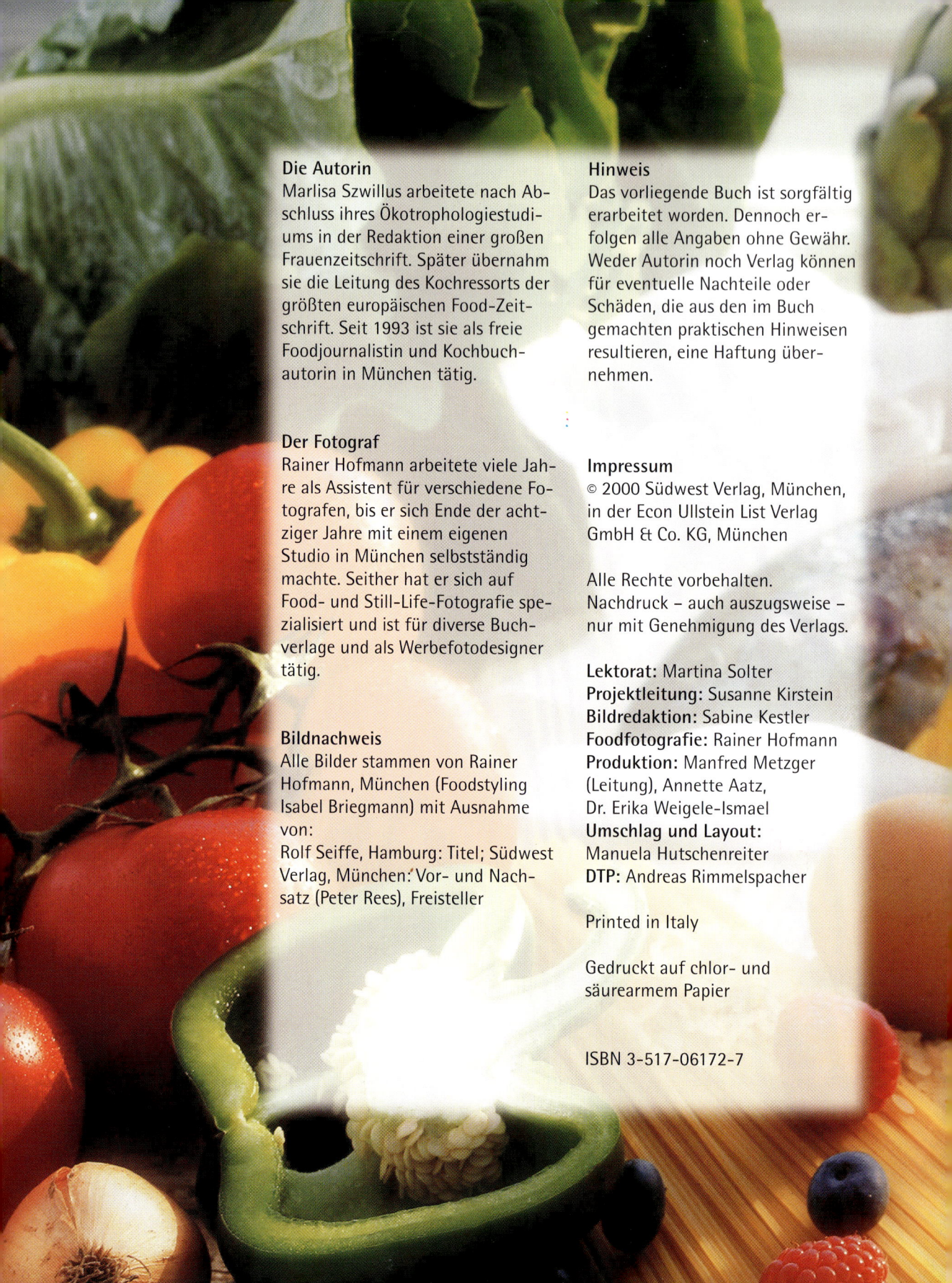

Die Autorin

Marlisa Szwillus arbeitete nach Abschluss ihres Ökotrophologiestudiums in der Redaktion einer großen Frauenzeitschrift. Später übernahm sie die Leitung des Kochressorts der größten europäischen Food-Zeitschrift. Seit 1993 ist sie als freie Foodjournalistin und Kochbuchautorin in München tätig.

Der Fotograf

Rainer Hofmann arbeitete viele Jahre als Assistent für verschiedene Fotografen, bis er sich Ende der achtziger Jahre mit einem eigenen Studio in München selbstständig machte. Seither hat er sich auf Food- und Still-Life-Fotografie spezialisiert und ist für diverse Buchverlage und als Werbefotodesigner tätig.

Bildnachweis

Alle Bilder stammen von Rainer Hofmann, München (Foodstyling Isabel Briegmann) mit Ausnahme von:
Rolf Seiffe, Hamburg: Titel; Südwest Verlag, München: Vor- und Nachsatz (Peter Rees), Freisteller

Hinweis

Das vorliegende Buch ist sorgfältig erarbeitet worden. Dennoch erfolgen alle Angaben ohne Gewähr. Weder Autorin noch Verlag können für eventuelle Nachteile oder Schäden, die aus den im Buch gemachten praktischen Hinweisen resultieren, eine Haftung übernehmen.

Impressum

© 2000 Südwest Verlag, München, in der Econ Ullstein List Verlag GmbH & Co. KG, München

Lektorat: Martina Solter
Projektleitung: Susanne Kirstein
Bildredaktion: Sabine Kestler
Foodfotografie: Rainer Hofmann
Produktion: Manfred Metzger (Leitung), Annette Aatz, Dr. Erika Weigele-Ismael
Umschlag und Layout: Manuela Hutschenreiter
DTP: Andreas Rimmelspacher

Printed in Italy

Gedruckt auf chlor- und säurearmem Papier

ISBN 3-517-06172-7